NCCN Guidelines for Patients®

La guía esencial para las personas que se enfrentan al cáncer.

Basada en las recomendaciones para la atención de destacados expertos en oncología.

Explica la atención oncológica de alta calidad que se brinda en centros oncológicos de vanguardia.

Revisada y corregida todos los años.

¿Sabía que los principales centros oncológicos de los Estados Unidos colaboran para mejorar la atención oncológica? Esta alianza de los principales centros oncológicos se denomina National Comprehensive Cancer Network® (NCCN®).

Como la atención oncológica está en constante evolución, NCCN elabora y actualiza con frecuencia recomendaciones basadas en pruebas que utilizan los profesionales de atención médica de todo el mundo. Estas recomendaciones se conocen como NCCN Clinical Practice Guidelines in Oncology (NCCN Guidelines®).

En NCCN Guidelines for Patients, se explican de manera sencilla estas recomendaciones de los expertos, para que pueda hablar con su equipo de atención médica sobre la mejor atención para usted.

Esta NCCN Guidelines for Patients se basa en NCCN Guidelines® para la leucemia linfocítica crónica/linfoma linfocítico de células pequeñas, Versión 1.2026, del 10 de octubre de 2025.

Ver NCCN Guidelines for Patients gratis en Internet: NCCN.org/patientguidelines	Buscar un centro oncológico de NCCN cerca de usted: NCCN.org/cancercenters	Conocer cómo se preparan las NCCN Guidelines for Patients: NCCN.org/patient-guidelines-process

Comuníquese con nosotros

@NCCNorg @NCCNVideo NCCN @NCCNorg

Quiénes nos apoyan

NATIONAL COMPREHENSIVE CANCER NETWORK®
NCCN FOUNDATION
Guiding Treatment. Changing Lives.

NCCN Guidelines for Patients cuenta con el apoyo financiero de NCCN Foundation®

NCCN Foundation agradece profundamente a las siguientes empresas colaboradoras por hacer posible esta NCCN Guidelines for Patients: AbbVie; AstraZeneca; BeOne Medicines USA, Inc. y Lilly.

NCCN adapta, actualiza y aloja de forma independiente la guía de NCCN Guidelines for Patients. Nuestras empresas colaboradoras no participan en la elaboración de esta NCCN Guidelines for Patients y no se responsabilizan del contenido ni las recomendaciones que se incluyen en la presente guía.

Para hacer una donación, visite NCCNFoundation.org/Donate

Para obtener más información, visite la página NCCN.org/patientguidelines o envíe un correo electrónico a PatientGuidelines@NCCN.org

Contenido

NCCN Foundation tiene como objetivo apoyar a los millones de pacientes y familias afectados por un diagnóstico de cáncer mediante la financiación y distribución de NCCN Guidelines for Patients. NCCN Foundation también se compromete a avanzar en los tratamientos contra el cáncer subsidiando a los médicos prometedores del país en el centro de innovación en cuanto a investigación del cáncer. Para obtener más detalles y acceder a la biblioteca completa de recursos para pacientes y cuidadores, visite NCCN.org/patients.

National Comprehensive Cancer Network (NCCN) y NCCN Foundation
3025 Chemical Road, Suite 100, Plymouth Meeting, PA 19462, EE. UU.

1
Acerca de la LLC

La leucemia linfocítica crónica (LLC) es un tipo de cáncer de la sangre que suele avanzar lentamente. Es posible que no necesite tratamiento durante años, y algunas personas pueden no necesitarlo nunca. Sin embargo, la mayoría de las personas lo necesitarán en algún momento, y los tratamientos más modernos pueden extender la vida.

¿Qué es la LLC?

La leucemia linfocítica crónica (LLC) es un cáncer que afecta a los linfocitos, que son un tipo de glóbulo blanco.

LLC significa:

- **Leucemia**: cáncer que se produce en los glóbulos.
- **Linfocítica**: hace referencia a los linfocitos, un tipo de glóbulo blanco afectado por el cáncer.
- **Crónica**: afección que dura mucho tiempo.

La sangre está compuesta por varios tipos de glóbulos sanguíneos. Uno de ellos son los glóbulos blancos. Los linfocitos B, también llamados células B, son un tipo de glóbulo blanco. Se producen en la médula ósea, el tejido blando y esponjoso que se encuentra dentro de la mayoría de los huesos. Cuando han madurado correctamente, los linfocitos B salen de la médula ósea para actuar en el torrente sanguíneo.

En las personas con LLC, los linfocitos B anormales se multiplican y crecen sin control. Como hay tantos linfocitos B anormales, los linfocitos B sanos quedan desplazados y no pueden funcionar eficazmente. Esto produce menos glóbulos sanguíneos sanos y un mayor riesgo de infección.

¿Qué se incluye en esta guía?

En esta guía para pacientes, se describe todo lo que necesita saber sobre cómo vivir con LLC, incluido lo siguiente:

- Pruebas necesarias para determinar el mejor tratamiento en su caso.
- Un período de seguimiento, conocido como conducta expectante.
- Tratamientos para la LLC.
- Atención de una complicación poco frecuente llamada transformación de Richter.
- Tratamiento complementario para mejorar su calidad de vida.

¿Cómo se trata la LLC?

El tratamiento de la LLC depende de su cuerpo. La mayoría de las personas no lo necesitan de inmediato. Es posible que, según sus síntomas y los resultados de las pruebas, comenzar temprano el tratamiento no sea de ayuda. Cuando esto es así, se utiliza la conducta expectante, que es cuando su equipo de atención médica supervisa la LLC y controla su salud. La conducta expectante se describe en el *Capítulo 3: Determinar cuándo comenzar el tratamiento*.

Es posible que necesite tratamiento si tiene muy poca cantidad de determinados glóbulos sanguíneos, lo que se llama citopenia. Esta incluye poca cantidad de glóbulos rojos sanos (anemia) y poca cantidad de plaquetas (trombocitopenia) que no mejoran con el tratamiento.

También puede necesitarlo si el cáncer se está extendiendo, si es superior a un tamaño específico, si existe riesgo de daño orgánico significativo o si tiene los siguientes síntomas:

- Cansancio intenso (fatiga)
- Sudores nocturnos
- Fiebre sin infección
- Disminución importante de peso no intencional

También puede recibir tratamiento si hay algún ensayo clínico disponible para su caso. Un ensayo clínico es un tipo de estudio de investigación médica que se describe en el *Capítulo 4: Tipos de tratamiento*.

Hay muchas opciones de tratamiento, y debe hablar sobre ellas con su médico a medida que supervisa su afección. Los tratamientos van desde comprimidos que se toman todos los días hasta una combinación de infusiones intravenosas (IV) y comprimidos que se toman durante un período específico. Las infusiones IV se administran mediante una aguja que se introduce en una vena.

Es importante saber que muchas personas viven con LLC durante años sin necesitar tratamiento. Cada persona es diferente, por lo que el tratamiento se administra en diferentes momentos según las necesidades de cada uno.

¿Quién forma parte de su equipo de atención médica?

El tratamiento de la LLC requiere un abordaje en equipo. Algunos integrantes del equipo de atención médica estarán con usted durante todo el tratamiento, en tanto otros estarán presentes durante ciertos momentos.
Los miembros de su equipo deben comunicarse entre sí y trabajar juntos para aportar los mejores conocimientos de cada especialidad.

Su equipo de atención médica puede incluir los siguientes profesionales:

- **Médicos oncólogos**: médicos especializados en recetar fármacos contra el cáncer. Están capacitados para diagnosticar y tratar el cáncer con medicamentos especiales.
- **Hematólogos**: médicos expertos en enfermedades y cánceres sanguíneos.
- **Anatomopatólogos y hematopatólogos**: médicos capacitados para estudiar las enfermedades sanguíneas que afectan a diferentes órganos.
- **Enfermeros oncológicos**: brindan atención práctica, como ciertos tratamientos, administran el plan de atención, responden preguntas y ayudan a sobrellevar los efectos secundarios.
- **Otros especialistas**: pueden incluir farmacéuticos, asociados médicos, orientadores de pacientes y trabajadores sociales.

Hoy en día, no hay cura para la LLC, pero los tratamientos pueden ayudar a controlar sus síntomas y signos. El objetivo es evitar que la enfermedad cause problemas y sea potencialmente mortal.

Es posible que tenga un plan de tratamiento más intenso o agresivo si presenta la transformación de Richter. Esta es una afección poco frecuente que transforma a la LLC en un cáncer agresivo. La transformación de Richter se describe en el *Capítulo 7: Si la LLC se transforma en otro tipo de cáncer: transformación de Richter.*

¿Qué es el LLP?

El linfoma linfocítico de células pequeñas (LLP) y la LLC son el mismo cáncer, pero la diferencia entre los dos es dónde se encuentran las células cancerosas. La LLC se encuentra principalmente en la sangre y la médula ósea. En cambio, el LLP suele encontrarse en los ganglios linfáticos (pequeñas estructuras con forma de frijol ubicadas a lo largo de todo el cuerpo).

La LLC también se puede encontrar en los ganglios linfáticos y en el bazo. Los ganglios linfáticos y el bazo pueden estar inflamados debido a una acumulación de células de LLC o LLP. Es importante destacar que estos órganos desempeñan un rol clave para combatir las infecciones.

El tratamiento de la LLC y el LLP es el mismo porque las células cancerosas son las mismas. Por esta razón, la enfermedad suele denominarse LLC/LLP. En esta guía para pacientes, tenga en cuenta que todas las recomendaciones son las mismas para la LLC y el LLP.

Sin embargo, la única excepción es si tiene LLP en estadio 1, algo poco frecuente que ocurre cuando el cáncer está limitado a una sola zona del cuerpo. Puede tratarse con radioterapia, que puede curar la enfermedad.

> **“El diagnóstico de LLC, como de cualquier otro cáncer, puede ser aterrador. La buena noticia es que ahora existen muchas opciones de tratamiento y algunas personas no lo necesitarán nunca. A la mayoría, les espera una vida larga y con buena calidad”.**

¿Cómo puedo recibir la mejor atención?

Luche por usted. Usted tiene un papel importante que desempeñar en su cuidado. Muchas personas se sienten más satisfechas cuando participan activamente en la planificación de su atención oncológica.

Las NCCN Guidelines for Patients le permitirán desempeñar un papel más importante en su atención. Hable sobre las recomendaciones de esta guía con su equipo de atención médica. Pregunte sobre sus opciones y comparta sus objetivos e inquietudes.

¿No sabe qué preguntar? No se olvide de que cuenta con apoyo. Es por eso que incluimos sugerencias de preguntas al final de cada capítulo.

Siga leyendo para encontrar la mejor atención posible.

Cómo puede ayudar esta guía

Tomar decisiones sobre la atención oncológica es estresante. Tiene mucho por aprender, y no sabe lo que le depara el futuro.

Utilice esta guía para obtener la información y el apoyo que necesita.

Los pacientes, los médicos y otros profesionales de la salud confían en las NCCN Guidelines for Patients. En esta guía, se utiliza un lenguaje claro y cotidiano para explicar las recomendaciones actuales sobre el tratamiento del cáncer y están elaboradas por expertos respetados en el campo. Las recomendaciones se basan en las investigaciones más recientes y prácticas de los mejores centros oncológicos.

Su salud es única, por lo que su atención oncológica también debería serlo. A medida que lee esta guía, aprenderá sobre qué tratamientos tienen más probabilidades de ofrecer los mejores resultados para su caso. Así, tendrá más preparación para hablar con su equipo de atención médica.

2

Pruebas para la LLC

Deberá realizarse estudios específicos para confirmar que tiene leucemia linfocítica crónica (LLC). Si se detecta la LLC, deberá realizarse más estudios para decidir si comenzar el tratamiento o cuándo hacerlo, qué tratamiento funcionará mejor y qué tratamiento complementario necesitará.

Diferencia entre diagnóstico y pronóstico

¿Qué diferencia hay entre diagnóstico y pronóstico? Estas dos palabras suenan parecidas, pero son muy diferentes.

Diagnóstico: identificación de una enfermedad basada en pruebas. El diagnóstico indica qué enfermedad padece.

Pronóstico: la evolución y el resultado probables de una enfermedad. El pronóstico predice cómo evolucionará su enfermedad.

¿Cómo se confirma la LLC?

La leucemia linfocítica crónica (LLC) se suele diagnosticar (identificar y confirmar) con análisis de sangre. Pueden realizarse biopsias de ganglios linfáticos o médula ósea para obtener un diagnóstico.

Análisis de sangre

Un integrante de su equipo de atención médica le extraerá una pequeña muestra de sangre que se enviará a un laboratorio para analizarla. Lo hará introduciendo una aguja en una vena para extraer la sangre (esto se denomina extracción de sangre).

Un especialista en anatomopatología, llamado hematopatólogo, es un experto en el diagnóstico de cánceres de células sanguíneas. Los hematopatólogos evalúan las muestras de sangre, médula ósea y ganglios linfáticos para detectar signos de enfermedad. Le harán una prueba llamada frotis sanguíneo, que consiste en examinar su sangre con un microscopio o con una máquina. El aspecto de las células anormales puede ser un indicio sobre el tipo de cáncer que tiene.

La mayoría de las células tienen un patrón de proteínas identificable, como una forma, en la superficie. Esto se llama inmunofenotipo. Para identificar proteínas específicas en los glóbulos blancos, el laboratorio realizará una prueba de inmunofenotipificación mediante un método llamado citometría de flujo.

Los análisis de sangre también se utilizarán para obtener la cantidad absoluta de linfocitos B monoclonales, que comprueba los niveles de determinados glóbulos blancos.

Para que haya un diagnóstico de LLC, los análisis deben mostrar que tiene, al menos, 5000 o más de los mismos glóbulos blancos llamados linfocitos B monoclonales por microlitro de sangre. Para que haya un diagnóstico de linfoma linfocítico de células pequeñas (LLP), la mayor parte del cáncer se debe encontrar en los ganglios linfáticos y los análisis deben mostrar menos de 5000 de esas células por microlitro de sangre.

Además, las personas con LLP pueden tener inflamación de los ganglios linfáticos (linfadenopatía), el bazo agrandado (esplenomegalia) o ambos. El diagnóstico de LLP se confirma con una biopsia de ganglios linfáticos, que se explica a continuación.

Biopsias

Una biopsia es un procedimiento en el que se extraen muestras de células, fluido o tejido del cuerpo para analizar. Pueden hacerle una biopsia de ganglios linfáticos o de médula ósea para confirmar que tiene LLC.

En la biopsia por escisión, se extirpa un ganglio linfático completo, mientras que, en una biopsia por incisión, se extirpa una parte de este. Las biopsias por punción toman una pequeña muestra de un ganglio linfático con una aguja gruesa. Estas biopsias se realizan cuando los ganglios linfáticos son difíciles de extirpar o cuando no es seguro hacer otros tipos de biopsias.

En muy pocos casos, se puede necesitar una biopsia de médula ósea. En esta biopsia, se extrae una muestra de tejido sólido de la médula ósea, mientras que, en la aspiración de médula ósea, se extrae médula ósea líquida. Ambas muestras suelen tomarse simultáneamente de la parte posterior del hueso de la cadera. Después de que se extraen las muestras, se envían a un laboratorio para analizarlas.

¿Qué ocurre después de que se confirma la LLC?

Después del diagnóstico de LLC, los resultados de los análisis de laboratorio se utilizan para ayudar a planificar el tratamiento. Los resultados de laboratorio utilizados para el diagnóstico se incluyen en un informe anatomopatológico, que se enviará a su oncólogo hematólogo.

El **oncólogo hematólogo** es un experto en cáncer de la sangre y analizará los resultados del informe anatomopatológico con usted. Es posible que también pueda ver el informe si accede al portal para pacientes en línea o solicita una copia.

Sistema linfático

Hay muchos linfocitos B en el sistema linfático. Este sistema desempeña un rol clave para combatir las infecciones. El bazo, los ganglios y los vasos linfáticos, las amígdalas y el timo forman parte del sistema linfático (como se muestra en la imagen). En el cuerpo, hay cientos de ganglios linfáticos y muchos se encuentran en el cuello, las axilas y la ingle.

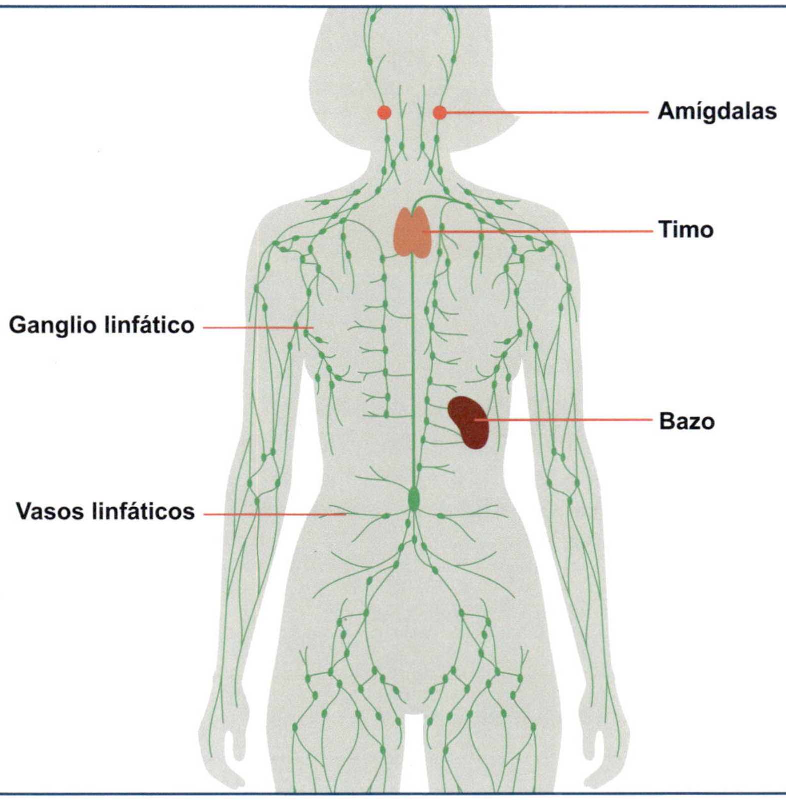

Planificación del tratamiento

Los estudios que se utilizan para planificar el tratamiento de la LLC se enumeran en la **Guía 1** y se describen a continuación. Las pruebas que podrían ser útiles en algunos casos se detallan más adelante en este capítulo de la **Guía 2**.

Antecedentes médicos

Su equipo de atención médica necesita contar con toda su información de salud. Le preguntarán por los problemas de salud y tratamientos que ha tenido a lo largo de su vida. El informe completo de su salud se conoce como antecedentes médicos. Cuando se reúna con los integrantes de su equipo de atención médica, prepárese para hablar sobre los siguientes temas:

- Antecedentes familiares.
- Afecciones médicas, enfermedades, infecciones y lesiones.
- Medicamentos y suplementos.
- Alergias a medicamentos.
- Intervenciones quirúrgicas y transfusiones de sangre.
- Elecciones de estilo de vida, como la alimentación, el grado de actividad física y si fuma o bebe alcohol.

También le preguntarán si tiene algún síntoma o complicación. Las personas con LLC pueden presentar **síntomas B**. Los síntomas B son un término general que se utiliza para describir tres síntomas: fiebre, sudores nocturnos y disminución de peso inexplicable. Estos síntomas pueden afectar a personas con trastornos autoinmunitarios, cáncer y otras afecciones.

Además, algunos tipos de cáncer y otros problemas de salud pueden ser hereditarios. Prepárese para hablar sobre la salud de sus familiares consanguíneos cercanos, como sus hermanos, padres y abuelos. Es más probable que padezca LLC si un pariente cercano la tiene.

Guía 1 Pruebas utilizadas para planificar el tratamiento de la LLC
Antecedentes médicos que incluyen síntomas B y antecedentes familiares
Examen físico que incluye ganglios linfáticos, bazo e hígado
Clasificación del estado funcional
Análisis de sangre: • Hemograma completo (HC) con fórmula leucocitaria • Perfil metabólico completo
Pruebas de biomarcadores: • Prueba FISH para detectar cambios en los cromosomas (deleción de 17p, deleción de 13q, deleción de 11q y trisomía 12) • Secuenciación de ADN para mutaciones de *TP53* e *IGHV* • Cariotipo • Niveles de microglobulina beta-2
Evaluación de malestar emocional

Examen físico

Se realiza un examen físico para comprobar si presenta signos de enfermedad. También se utiliza a fin de determinar las opciones de tratamiento para usted. Durante este examen, su médico o profesional de la salud puede hacer lo siguiente:

- Controlar sus signos vitales (presión sanguínea, frecuencia cardíaca, frecuencia respiratoria y temperatura corporal) y evaluar su aspecto físico.

- Palpar y escuchar los órganos, incluso los ganglios linfáticos.
- Evaluar su nivel de dolor, si lo hay, ante el contacto.

Control de la inflamación

Las células cancerosas pueden acumularse en los ganglios linfáticos, el bazo y el hígado, lo que hace que se inflamen. Su médico observará y palpará suavemente su cuerpo para evaluar y medir el tamaño de estos órganos. Las áreas que se pueden palpar son el cuello, la axila, el abdomen y la ingle.

Clasificación del estado funcional

El estado funcional es su capacidad para realizar actividades diarias, como alimentarse o bañarse. Su oncólogo calificará su estado funcional según sus antecedentes médicos y su examen.

Más análisis de sangre

Los análisis de sangre pueden usarse para el diagnóstico, pero también permiten medir los glóbulos sanguíneos, las proteínas y las sustancias presentes en el torrente sanguíneo. Estos son los análisis que pueden realizarse con la muestra de sangre:

HC con fórmula leucocitaria

El hemograma completo (HC) mide los componentes de la sangre, incluidos los glóbulos blancos, los glóbulos rojos y las plaquetas. La fórmula leucocitaria cuenta la cantidad de cada tipo de glóbulo blanco.

Las personas con LLC suelen tener mucha cantidad de glóbulos blancos y poca cantidad de glóbulos rojos y plaquetas.

Perfil metabólico completo

El perfil metabólico completo se utiliza para diagnosticar, verificar y controlar diferentes afecciones médicas. Incluye análisis de hasta 14 sustancias químicas en la sangre.

Pruebas de biomarcadores

Las células de la LLC tienen características únicas que pueden usarse a fin de planificar un tratamiento específico para usted. Estas características se denominan biomarcadores. Los cambios anormales específicos en los genes de su cuerpo, como las mutaciones genéticas o las deleciones, también pueden ser biomarcadores.

Distintas personas pueden tener biomarcadores diferentes; por lo tanto, un tratamiento que ayuda a una persona puede no ser útil en su caso. Por eso, es muy importante hacerse pruebas de biomarcadores y obtener un plan de tratamiento específico para usted.

Se pueden hacer muchos análisis de laboratorio diferentes para detectar biomarcadores:

- Con la hibridación fluorescente *in situ* (FISH), es posible ver los cambios en el material genético, como partes faltantes y copias adicionales de los cromosomas. Por ejemplo, la prueba FISH puede detectar biomarcadores llamados deleción de 17p, deleción de 13q, deleción de 11q y trisomía 12.
- Mediante la secuenciación de ADN, se buscan mutaciones en los genes *TP53* e*IGHV*.
- El cariotipo (imagen de todos los cromosomas de la célula) puede mostrar piezas de cromosomas adicionales, faltantes, reorganizadas o anormales. Un **cariotipo complejo** es cuando el cariotipo muestra tres o más cambios no relacionados en más de una célula.

- Un análisis sérico es un tipo de análisis de sangre que puede detectar los niveles de microglobulina beta-2. Los niveles elevados de microglobulina beta-2 pueden ser un signo de cáncer o de una afección específica. Los niveles también se relacionan con la posible agresividad de la LLC.

Los biomarcadores que se utilizan para seleccionar los tratamientos se analizan en el *Capítulo 4: Tipos de tratamiento*.

Otras pruebas que podría necesitar

Algunas personas pueden necesitar más pruebas para ayudar a diagnosticar o comprender mejor su LLC. En la **Guía 2**, se describen otras pruebas que podría realizarse.

Guía 2
Pruebas que pueden ser útiles para planificar el tratamiento de la LLC

Análisis de inmunoglobulinas cuantitativas
- Mide la cantidad de una determinada proteína llamada inmunoglobulina en la sangre.

Análisis de electroforesis de proteínas séricas (SPEP), electroforesis de inmunofijación sérica (SIFE)
- Mide proteínas específicas en la sangre.

Análisis de reticulocitos, haptoglobina y antiglobulina directa
- Analiza partes de la sangre relacionadas con los glóbulos rojos.

Niveles de ácido úrico
- Mide los niveles de un producto de desecho normal, llamado ácido úrico, en el cuerpo.

Niveles de lactato deshidrogenasa (LDH)
- Mide los niveles de una enzima llamada LDH. Los niveles altos de LDH podrían ser un signo de daño de los tejidos.

Aspiración y biopsia de médula ósea
- Examina la médula ósea y puede ayudar en determinadas situaciones con el diagnóstico.

TC de tórax/abdomen/zona pélvica con medio de contraste
- Estudio de diagnóstico por imágenes que puede usarse para el diagnóstico, si es necesario.

Análisis de los virus de la hepatitis B y C si podría recibir tratamiento.

TEP/TC con FDG de todo el cuerpo para dirigir la biopsia de ganglios linfáticos si su equipo de atención médica cree que la LLC podría estar transformándose en otro tipo de cáncer.

Prueba de embarazo si se planifica un determinado tratamiento.

Embarazo y fertilidad

Algunos tratamientos contra el cáncer pueden dañar al feto. Si tiene posibilidades de quedar embarazada, su equipo de atención oncológica le realizará una prueba de embarazo antes de que reciba el tratamiento.

Algunos tratamientos contra el cáncer también pueden afectar su capacidad para tener un bebé. Pregunte al equipo de atención médica si la fertilidad puede verse afectada en su caso. Le puede suceder a personas de cualquier género.

Muchas personas tienen bebés sanos a pesar del cáncer y su tratamiento. Si desea tener hijos, hay pasos que debe seguir antes del tratamiento. Incluso si no lo ha decidido todavía, hable con su equipo de atención médica.

Es posible que reciba una derivación a un especialista en fertilidad, un experto que ayuda a las personas a tener bebés. Puede explicarle cómo podría tener un bebé durante o después del tratamiento. La recolección y congelación de esperma u óvulos es un método común.

Puede encontrar más información sobre la preservación de la fertilidad en *NCCN Guidelines for Patients: Cáncer en adolescentes y adultos jóvenes* disponible en NCCN.org/patientguidelines y en la aplicación NCCN Patient Guides for Cancer.

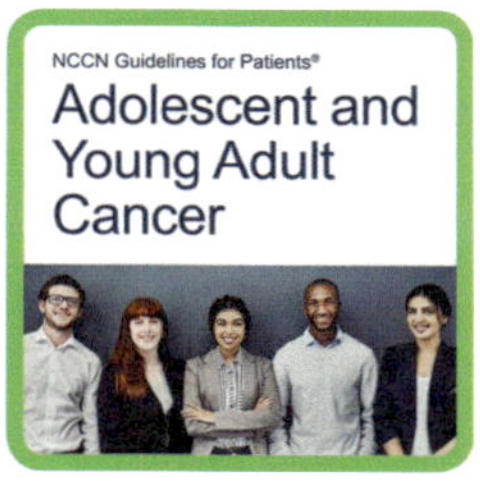

El tratamiento contra el cáncer puede afectar la capacidad de una persona para tener hijos. Antes de comenzar el tratamiento, hable con un asesor de fertilidad para conocer cuáles son sus opciones para preservar la fertilidad.

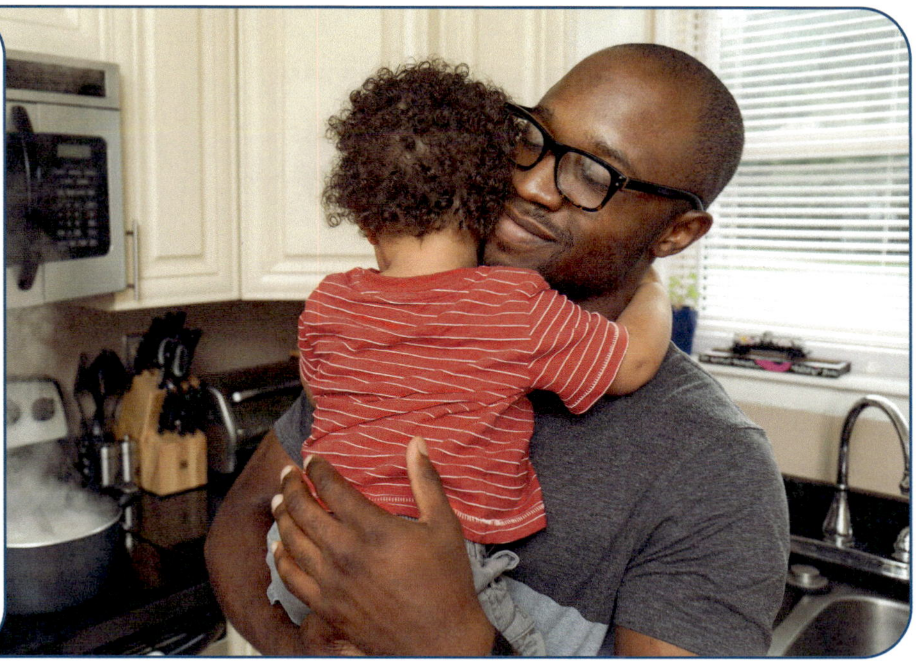

Puntos clave

- Los resultados de los análisis de sangre y biopsias suelen utilizarse para diagnosticar la leucemia linfocítica crónica (LLC).
- Para planificar el tratamiento, su equipo de atención médica necesita conocer sus antecedentes médicos y realizar un examen del cuerpo. Se realizarán análisis para saber si la LLC está avanzando y afectando los órganos.
- También se realizarán más análisis de sangre y otros tipos de pruebas. Algunas personas deberán realizarse estudios de diagnóstico por imágenes o biopsias de la médula ósea.
- Su equipo de atención médica puede planificar el tratamiento según el resultado probable de su tipo de cáncer.
- Las pruebas de biomarcadores son pruebas importantes que se realizan para ayudar a planificar el tratamiento. También pueden informar a su médico sobre el pronóstico.

Preguntas para hacer

- ¿Pagará mi seguro todas las pruebas que me recomiende?
- ¿Tengo que hacer alguna preparación para los estudios?
- ¿Cuándo sabré los resultados y quién me los explicará?
- ¿Cómo puedo obtener una copia del informe anatomopatológico y de los resultados de los otros estudios?

¿Cuál es el siguiente paso?

Los siguientes pasos dependen de los resultados de los estudios. Puede pasar a una etapa de conducta expectante. Esto significa que no iniciará ningún tratamiento para la LLC, aparte de aquellos que alivien el malestar si no se encuentra bien. Hablaremos más sobre esto en el *Capítulo 3: Determinar cuándo comenzar el tratamiento*.

No obstante, si su equipo de atención médica considera que necesita tratamiento, podría comenzarlo de inmediato. Lea sobre los tratamientos que puede recibir en el *Capítulo 5: Tratamiento de la LLC*.

En casos poco frecuentes, la LLC se puede transformar en otro tipo de cáncer. Cuando la LLC se transforma en un cáncer diferente, se llama transformación de Richter. En el *Capítulo 7: Si la LLC se transforma en otro tipo de cáncer: la transformación de Richter*, se describe la afección y sus tratamientos.

3

Determinar cuándo comenzar el tratamiento

El momento de iniciar el tratamiento depende de la necesidad. Una vez que su equipo de atención médica determine en qué etapa se encuentra la leucemia linfocítica crónica (LLC), sabrá mejor si debe comenzar el tratamiento o esperar. La LLC no siempre se trata de inmediato, y algunas personas no necesitarán recibir tratamiento nunca. Su equipo de atención médica controlará el cáncer con frecuencia y comenzará el tratamiento cuando sea necesario. Este enfoque se llama conducta expectante.

Estadificación del cáncer

La **estadificación** es un método que utilizan los oncólogos para describir la extensión del cáncer en el cuerpo. El cáncer puede estar en estadio temprano (incipiente) o tardío (avanzado). El estadio del cáncer se basa en los resultados de su examen físico y en las demás pruebas que le hayan hecho.

Estadificación de la LLC

El sistema de estadificación de Rai suele utilizarse para la LLC. El sistema de estadificación de Binet es otra opción.

El sistema de Rai consta de 5 estadios del cáncer que van del 0 al 4. El estadio depende de algunos factores: la cantidad de linfocitos de LLC que tiene; si los ganglios linfáticos están agrandados, al igual que el bazo, el hígado o ambos y si tiene

Guía 3
Características de las personas en cada estadio de Rai

	Estadio 0 de Rai	Estadio 1 de Rai	Estadio 2 de Rai	Estadio 3 de Rai	Estadio 4 de Rai
Muchos linfocitos de LLC	●	●	●	●	●
Agrandamiento de los ganglios linfáticos		●	⊙	⊙	⊙
Agrandamiento de bazo, hígado o ambos			●	⊙	⊙
Poca cantidad de glóbulos rojos				●	⊙
Poca cantidad de plaquetas					●

● tiene ⊙ podría tener

poca cantidad de glóbulos rojos y plaquetas. En la **Guía 3**, se describen las características de las personas con cada estadio de Rai.

Los cinco estadios se pueden simplificar en tres grupos de riesgo:

- El estadio 0 tiene un riesgo bajo de requerir un tratamiento inmediato.
- Los estadios 1 y 2 tienen un riesgo intermedio de requerir un tratamiento inmediato.
- Los estadios 3 y 4 tienen un riesgo alto de requerir un tratamiento inmediato.

Estadificación del LLP

El sistema de estadificación de Lugano es un sistema similar que se utiliza para las personas con linfoma linfocítico de células pequeñas (LLP). El LLP en estadio 1 y 2 significa que el cáncer está en un estadio limitado y no ha crecido mucho. El LLP en estadio 3 y 4 significa que el cáncer está en un estadio más avanzado y ha crecido más.

¿Cuándo se inicia el tratamiento?

El inicio del tratamiento es diferente para cada persona con LLC. Después del diagnóstico, es posible que no necesite iniciar el tratamiento para la LLC hasta pasados meses o años. O bien, puede que nunca lo necesite. Esto se debe a que, a diferencia de otros tipos de cáncer, la LLC suele crecer muy lentamente. Un término que su equipo de atención podría utilizar es "inactivo". El cáncer inactivo crece lentamente.

Las razones para comenzar el tratamiento se enumeran en la **Guía 4**. Comenzará el tratamiento después de que su equipo de atención médica determine en qué etapa de la LLC se encuentra y una vez que se hayan realizado todas las pruebas necesarias para planificar el tratamiento. Es importante que hable con su oncólogo sobre el comienzo del tratamiento. Exprese cuáles son sus deseos e inquietudes. Juntos, pueden decidir cuándo es el momento de comenzar el tratamiento.

Guía 4 Razones para comenzar el tratamiento de la LLC
• El cáncer se está extendiendo.
• Puede inscribirse en un ensayo clínico.
• El agrandamiento del bazo o los ganglios linfáticos ha superado un determinado tamaño.
• Presenta síntomas avanzados de LLC como se describe en el *Capítulo 1: Acerca de la LLC*.
• La LLC impide que un órgano o más funcionen correctamente.
• La LLC causa una disminución de glóbulos rojos.
• La LLC causa una disminución de plaquetas.
• Su cuerpo no responde al tratamiento con corticoides como debería.

En general, los oncólogos recomiendan iniciar el tratamiento si el cáncer se está extendiendo con rapidez o cuando sus efectos y síntomas son más graves que los riesgos del tratamiento.

¿Estaré bien sin tratamiento?

Las investigaciones actuales muestran que retrasar el tratamiento es seguro para muchas personas. Usted y su equipo de atención médica en conjunto pueden decidir demorar el tratamiento por las siguientes razones:

- El tratamiento temprano de la LLC antes de que empeoren los síntomas no ayuda a prolongar la vida.
- El tratamiento puede causar problemas de salud no deseados, llamados efectos secundarios, que son molestos y pueden generarle costos adicionales.
- En el futuro, es posible que haya mejores tratamientos.

Puede inscribirse en un ensayo clínico que evalúe si el tratamiento temprano es útil para la LLC. Se están realizando más investigaciones para determinar si el tratamiento debe retrasarse o iniciarse antes.

¿Qué es la conducta expectante?

La conducta expectante es un período durante el cual su equipo de atención médica le hará un seguimiento a usted y a la LLC sin administrarle ningún tratamiento. Seguirán de cerca su afección controlando los valores sanguíneos y los síntomas para ver si hay cambios.

La conducta expectante puede durar años. Su equipo de atención médica puede llamarlo observación activa, vigilancia activa o espera vigilante.

Mientras tanto, puede hacer lo siguiente para cuidar su salud:

- Acudir a las citas médicas. No omitirlas ni posponerlas.
- Buscar apoyo. La conducta expectante puede causar preocupación o ansiedad, por lo que los grupos de apoyo o la asistencia profesional pueden ser útiles.
- Llevar un estilo de vida saludable para mejorar su estado de salud en general.

Consulte el *Capítulo 6: Cómo puede ayudar el tratamiento complementario* para obtener información útil durante la conducta expectante. En el capítulo 6, se explican las recomendaciones sobre vacunas y atención para los síntomas del cáncer. También se describen otros recursos de NCCN que pueden mejorar su calidad de vida.

“La clave para manejar el miedo es tomar decisiones informadas. Mantenga el optimismo, haga planes para usted y dé un paso a la vez”.

Puntos clave

- Por lo general, la leucemia linfocítica crónica (LLC) avanza muy lentamente, por lo que es posible que no necesite tratamiento durante meses o años. El tratamiento temprano no ha demostrado que ayude a prolongar la vida.
- Su equipo de atención médica controlará periódicamente su LLC durante la conducta expectante.
- Durante la conducta expectante, acuda a las citas médicas, busque apoyo y lleve un estilo de vida saludable para cuidar su salud.
- Las personas con estadios del cáncer más avanzados tienen más probabilidades de necesitar tratamiento antes que las que se encuentran en estadios más incipientes.
- El tratamiento comienza según los signos y síntomas avanzados de la LLC.

Preguntas para hacer

- ¿Cuál es el estadio de mi LLC? ¿Este estadio significa que mi cáncer es avanzado?
- ¿Debo comenzar el tratamiento de inmediato?
- ¿Qué puedo hacer para estar saludable si no necesito recibir tratamiento de inmediato?

4

Tipos de tratamiento

Las personas con leucemia linfocítica crónica (LLC) recibirán tratamiento dirigido. El tratamiento puede administrarse durante un período determinado o durante muchos meses o años. Los ensayos clínicos también son una opción de tratamiento. El tratamiento con linfocitos T con receptor quimérico para el antígeno (CAR), el trasplante alogénico de células hematopoyéticas, la quimioterapia y los inhibidores de PI3K también pueden indicarse en determinadas situaciones.

Acerca del tratamiento para la LLC

Un equipo de expertos le brindará tratamiento contra el cáncer y le ofrecerá apoyo. La leucemia linfocítica crónica (LLC) se trata con medicamentos contra el cáncer, como comprimidos, cápsulas o medicamentos intravenosos (IV) (que se administran mediante una aguja o cánula que se introduce en una vena). En ocasiones, algunos tratamientos se pueden inyectar justo debajo de la piel (subcutáneos). La mayoría de los tratamientos incluyen uno o más fármacos.

Todos los tratamientos que se mencionan en esta guía están recomendados y son adecuados. Cuando resulta útil, los expertos de NCCN también asignan un nivel de preferencia a sus recomendaciones de **tratamientos sistémicos** (tratamientos farmacológicos que llegan a todo el cuerpo):

- Los **tratamientos preferidos** son los que cuentan con más pruebas de que pueden funcionar mejor y ser más seguros que otros.
- Los **otros tratamientos recomendados** pueden proporcionar resultados eficaces, pero puede haber menos pruebas, más efectos secundarios o es posible que no funcionen tan bien como los preferidos.
- **En algunos casos, hay tratamientos específicos** que funcionan mejor para individuos con determinadas características del cáncer o circunstancias de salud.

Las personas con LLC suelen recibir una serie de diversos tratamientos a lo largo de sus vidas. El primer tratamiento administrado se denomina tratamiento de primera línea. El tratamiento de segunda línea es el segundo tratamiento utilizado y, así, sucesivamente.

Los tratamientos pueden causar problemas de salud no deseados llamados efectos secundarios. Los efectos secundarios varían de una persona a otra. Pida la lista de posibles efectos secundarios de sus tratamientos a su equipo de atención médica. Además, avise a su equipo de atención médica si tiene síntomas nuevos o si se agravó alguno de los que presentaba. Puede haber formas de ayudar a que se sienta mejor. Los cuidados y tratamientos para los efectos secundarios se explican en el *Capítulo 6: Cómo puede ayudar el tratamiento complementario*.

> **“Encontré un gran alivio cuando me centré en aquello que sí puedo controlar, como tomar los medicamentos según las indicaciones, informarme sobre mi enfermedad y mi plan de tratamiento y asegurarme de solicitar (y recibir) una atención adecuada”.**

¿Deberé realizarme estudios antes del tratamiento?

Se evaluará el estado del cáncer antes de cada línea de tratamiento porque la LLC puede cambiar durante la conducta expectante y después de comenzar el tratamiento.

Su equipo de atención médica examinará:

- los resultados de la prueba de hibridación fluorescente *in situ* (FISH) para la deleción de 17p;
- el estado de mutación de *TP53;*
- el estado de mutación de *IGHV* (el estado de mutación de *IGHV* solo debe analizarse una vez, ya que no cambiará con el tiempo);
- el cariotipo.

También le realizarán:

- estudios de diagnóstico por imágenes si es necesario;
- aspiración y biopsia de médula ósea si es necesario.

Para obtener más información sobre los análisis y pruebas en general, consulte el *Capítulo 2: Pruebas para la LLC*.

¿Durante cuánto tiempo necesitaré tratamiento?

La duración depende del tratamiento que reciba y de si es de duración limitada o continua. Hay dos tipos de tratamiento diferentes para las personas con LLC. El tratamiento que recibirá depende de muchos factores. Su equipo de atención médica repasará las opciones.

El **tratamiento de duración limitada**:

- se administra durante un período específico.

El **tratamiento continuo**:

- se administra durante muchos meses o incluso años sin un criterio de valoración.

Cuenta con apoyo. Pregunte a su equipo de atención médica si hay grupos de apoyo en su zona.

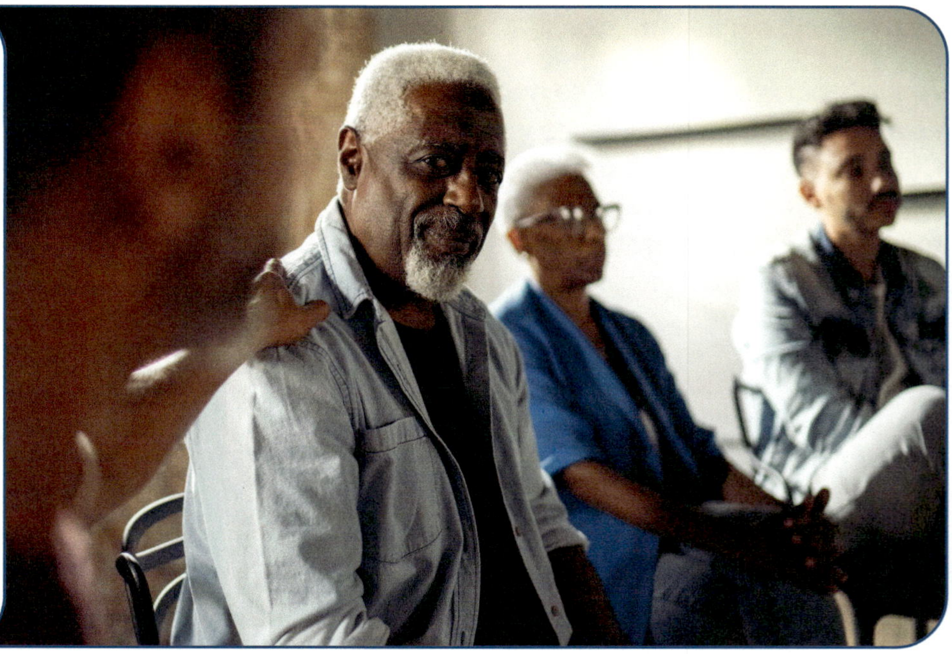

Tratamientos dirigidos

Los tratamientos dirigidos son el tratamiento más frecuente para la LLC. Estos tratamientos son medicamentos que detectan y atacan determinadas células cancerosas. Se dirigen a una característica única de la célula, como un biomarcador, para detener o bloquear el crecimiento y la diseminación del cáncer.

Su oncólogo le recomendará un tratamiento en función de varios factores. La prueba de biomarcadores es esencial. Su edad, salud general y otros medicamentos también son factores importantes al momento de elegir un tratamiento.

Inhibidores de BCL-2

Los inhibidores de BCL-2 son medicamentos que se dirigen a la familia de proteínas BCL-2. El único inhibidor de BCL-2 que está aprobado actualmente para tratar la LLC es venetoclax (Venclexta). Este es un medicamento por vía oral que se toma en comprimidos.

Anticuerpos monoclonales anti-CD20

Estos anticuerpos son medicamentos que se dirigen a la proteína CD20. Rituximab (Rituxan) y obinutuzumab son los anticuerpos monoclonales anti-CD20 que se usan para tratar la LLC. Ambos medicamentos se pueden administrar por vía IV o inyección subcutánea.

Inhibidores de BTK

Estos son medicamentos por vía oral que se dirigen a una proteína llamada tirosina cinasa de Bruton (BTK). Hay dos tipos de inhibidores de BTK (covalente y no covalente) que actúan de diferentes maneras. La clase de inhibidor de BTK que se indica depende de la situación. Los inhibidores de BTK covalentes suelen utilizarse con más frecuencia para tratar la LLC.

Los inhibidores de BTK recomendados para tratar la LLC incluyen los inhibidores de BTK covalentes acalabrutinib (Calquence), zanubrutinib (Brukinsa) e ibrutinib (Imbruvica) y el inhibidor de BTK no covalente pirtobrutinib (Jaypirca). Algunos de estos inhibidores de BTK se indican solos, mientras que otros se administran junto con otros tratamientos.

Otros tratamientos que podría recibir

Si ya ha recibido tratamiento y no funciona o ha dejado de hacerlo, tiene más opciones a su disposición. Los inhibidores de PI3K, la quimioterapia, el tratamiento con linfocitos T-CAR y el trasplante alogénico de células hematopoyéticas pueden ser opciones para las personas que ya han recibido tratamiento.

Inhibidores de PI3K

Los inhibidores de PI3K son otro tipo de tratamiento dirigido. No se utilizan con tanta frecuencia como otros tratamientos dirigidos para la LLC, pero pueden emplearse en ciertos casos. Los inhibidores de PI3K incluyen duvelisib (Copiktra) e idelalisib (Zydelig).

Quimioterapia

La quimioterapia elimina las células de crecimiento rápido, como el cáncer. La fludarabina y la ciclofosfamida son dos quimioterapias que se administran junto con el tratamiento dirigido rituximab. Bendamustina es otra quimioterapia que podría recibir.

Tratamiento con linfocitos T-CAR

Este es un tipo especial de inmunoterapia. Utiliza su propio sistema inmunitario para combatir el cáncer.

Trasplante alogénico de células hematopoyéticas

El trasplante alogénico de células hematopoyéticas utiliza las células sanas que permiten la formación de células sanguíneas (células madre) de otra persona (donante) para tratar su cáncer.

Para someterse a un trasplante de células hematopoyéticas no debe tener, aparte del cáncer, otros problemas de salud importantes. La mayoría de las personas con LLC no se someten a un trasplante.

Ensayos clínicos

Otra forma de recibir tratamiento para la LLC es mediante un ensayo clínico si hay alguno disponible y es adecuado para usted.

Un ensayo clínico es un tipo de estudio de investigación médica. Después de desarrollar y analizar en un laboratorio nuevas formas posibles de combatir el cáncer, es necesario estudiarlas en las personas.

Si en un ensayo clínico se determina que un fármaco, un dispositivo o un método de tratamiento es seguro y eficaz, es posible que lo apruebe la FDA de Estados Unidos.

Todas las personas con cáncer deben considerar atentamente todas las opciones de tratamiento que existen para tratar su tipo de cáncer, incluidos los tratamientos habituales y los ensayos clínicos. Converse con su médico para evaluar si tiene sentido participar en un ensayo clínico.

Dónde buscar ensayos clínicos

En los Estados Unidos

Centros oncológicos de NCCN
NCCN.org/cancercenters

The National Cancer Institute (NCI)
cancer.gov/about-cancer/treatment/clinical-trials/search

En el mundo

The U.S. National Library of Medicine (NLM)
clinicaltrials.gov

¿Necesita ayuda para buscar un ensayo clínico?

Servicio de Información de Cáncer (Cancer Information Service, CIS) del NCI
+1 800.4.CANCER (+1 800.422.6237)
cancer.gov/contact

Fases

La mayoría de los ensayos clínicos sobre el cáncer se centran en el tratamiento y se realizan por fases.

- En los ensayos de **fase 1**, se estudian la seguridad y los efectos secundarios de un fármaco en investigación o un método de tratamiento.

- En los ensayos de **fase 2**, se evalúa el grado en que un fármaco o método actúa contra un tipo de cáncer específico.
- En los ensayos de **fase 3**, se evalúa el fármaco o el método en comparación con el tratamiento habitual. Si los resultados son buenos, la FDA puede aprobarlo.
- En los ensayos de **fase 4**, se estudian la seguridad y el beneficio de un tratamiento aprobado por la FDA.

¿Quién puede inscribirse?

Depende de las normas del ensayo clínico, denominadas criterios de elegibilidad. Las normas pueden referirse a la edad, el tipo y el estadio del cáncer, los antecedentes de tratamiento o el estado de salud general. Estos garantizan que los participantes se asemejen en formas específicas y que el ensayo sea lo más seguro posible para los participantes.

Consentimiento informado

Un equipo de investigación administra los ensayos clínicos. Este grupo de expertos revisará el estudio con usted en detalle, incluidos el propósito, y los riesgos y beneficios de participar.
Toda esta información también se proporciona en un formulario de consentimiento informado. Lea el formulario detenidamente y haga preguntas antes de firmarlo. Tómese el tiempo que necesite para conversar con personas de su confianza. Tenga en cuenta que puede dejar el ensayo clínico y recibir un tratamiento fuera del ensayo clínico en cualquier momento.

¿Recibiré un placebo?

Los placebos (versiones inactivas de medicamentos reales) casi nunca se usan solos en los ensayos clínicos sobre el cáncer. Es común recibir el placebo con el tratamiento habitual o el medicamento nuevo con el tratamiento estándar. Antes de inscribirse, se le informará, verbalmente y por escrito, si el ensayo clínico tiene previsto el uso de un placebo.

¿Los ensayos clínicos son gratuitos?

No tiene que pagar nada para inscribirse en un ensayo clínico. El patrocinador del estudio paga los costos relacionados con la investigación, incluido el fármaco del estudio. Pero es posible que tenga que pagar otros servicios, como transporte o servicios de cuidado infantil, debido a las consultas adicionales. Durante el ensayo, continuará recibiendo la atención habitual contra el cáncer. Este tipo de atención a menudo está cubierta por el seguro.

Tratamiento para la transformación de Richter

Puede recibir quimioinmunoterapia si tiene transformación de Richter, como se describe en detalle en el *Capítulo 7: Si la LLC se transforma en otro tipo de cáncer: transformación de Richter*.

La **quimioinmunoterapia** es la combinación de tratamientos de quimioterapia e inmunoterapia. La quimioterapia elimina las células cancerosas, y la inmunoterapia permite que su sistema inmunitario combata el cáncer. Rituximab se administra como parte del tratamiento de quimioinmunoterapia para la transformación de Richter. Aunque rituximab es un tratamiento dirigido, también es una inmunoterapia porque utiliza el sistema inmunitario de su cuerpo para combatir el cáncer.

La quimioinmunoterapia y la inmunoterapia se administran en ciclos. Un ciclo es un período de días de tratamiento seguido de días de descanso. La quimioinmunoterapia puede administrarse mediante infusión IV, y algunos medicamentos incluso pueden ser inyectables o comprimidos orales.

Puntos clave

- Le harán pruebas antes de cada tratamiento que reciba.
- Las personas con leucemia linfocítica crónica (LLC) reciben tratamiento dirigido. Los tratamientos dirigidos utilizados para tratar la LLC incluyen medicamentos inhibidores de BCL-2, anticuerpos monoclonales anti-CD20 e inhibidores de BTK.
- Algunos tratamientos pueden ser de duración limitada (administrados durante un período determinado) o continuos (administrados durante muchos meses o años).
- Otras opciones de tratamiento son los ensayos clínicos, el tratamiento con linfocitos T con receptor quimérico para el antígeno (CAR), el trasplante alogénico de células hematopoyéticas, la quimioterapia y los inhibidores de PI3K. Estos tratamientos se administran en casos específicos.

Preguntas para hacer

- ¿De qué manera repercuten en las opciones de tratamiento mi edad, estado de salud general y otros factores?
- ¿Qué puedo esperar del tratamiento?
- ¿Qué opciones de ensayos clínicos están disponibles?
- ¿Existen recursos que me ayuden a pagar el tratamiento u otros cuidados que pudiera necesitar?

5

Tratamiento de la LLC

El plan de tratamiento se diseñará específicamente para usted. El primer tratamiento para la leucemia linfocítica crónica (LLC) incluye diferentes combinaciones de medicamentos para el tratamiento dirigido. Si necesita un segundo tratamiento, se elegirá en función de cómo funcionó el primero. También existen muchas opciones después del segundo tratamiento.

Tratamientos de primera línea para la LLC

El tratamiento de primera línea es el primer tratamiento que se administra. Para las personas con leucemia linfocítica crónica (LLC), el primer tratamiento suele ser el tratamiento dirigido. Este tipo de tratamiento actúa deteniendo el crecimiento y la supervivencia de ciertas células de la LLC.

Existen muchas opciones de tratamiento para esta enfermedad, pero algunas se usan con más frecuencia que otras. El tratamiento para muchas personas comienza con un tratamiento de duración limitada (administrado durante un período determinado). Este tipo de tratamiento incluye un inhibidor de BCL-2 más un anticuerpo monoclonal anti-CD20 o un inhibidor de BCL-2 más un inhibidor de BTK covalente con o sin un anticuerpo monoclonal anti-CD20. Algunas personas comienzan con un tratamiento de manera continua (administrado durante muchos meses o años). Las personas que reciben tratamiento de primera línea continuo pueden recibir un inhibidor de BTK covalente con o sin un anticuerpo monoclonal anti-CD20.

Muchas veces, los medicamentos se combinan y se administran juntos como parte del **esquema terapéutico**. Un esquema terapéutico es un plan que especifica la dosis, los horarios y la duración del tratamiento. En la **Guía 5**, se enumeran los esquemas terapéuticos disponibles para el tratamiento de primera línea de la LLC. El tratamiento que recibe depende de si tiene deleción de 17p o mutación de *TP53*.

¿Qué esquema terapéutico es el mejor para usted?

Su equipo de atención médica elegirá un tratamiento junto con usted en función de muchos factores. Antes de comenzar el tratamiento con un inhibidor de BTK, su oncólogo puede comprobar si tiene riesgo de enfermedad cardiovascular (del corazón). En casos poco frecuentes, los inhibidores de BTK pueden causar problemas cardíacos.

Algunas personas también pueden preferir un tratamiento de duración fija, mientras que otros, uno continuo. Otra cosa que muchas personas quieren saber es si el tratamiento es con comprimidos que pueden tomar en su casa o es IV. Su equipo de atención médica también examinará los efectos secundarios de cada medicamento. Hable con su equipo de atención para determinar qué tratamiento podría ser el mejor para usted.

Evaluación de la respuesta al tratamiento

Para determinar qué tan bien funciona su tratamiento, deberá realizarse pruebas a fin de evaluar la respuesta del cáncer. Estas pruebas incluyen actualización de antecedentes médicos, un examen físico, análisis de sangre y, a veces, estudios de diagnóstico por imágenes.

Guía 5
Opciones de tratamiento de primera línea para la LLC

Tipo de tratamiento	Esquemas terapéuticos sugeridos	LLC sin deleción de 17p y mutación de *TP53*	LLC con deleción de 17p o mutación de *TP53*
Inhibidor de BCL-2 más anticuerpo monoclonal anti-CD20	**Venetoclax más obinutuzumab (duración fija)**	Esquema preferido	Esquema preferido
Inhibidor de BTK covalente con o sin anticuerpo monoclonal anti-CD20	**Acalabrutinib (continuo) con o sin obinutuzumab**	Esquema preferido	Esquema preferido
Inhibidor de BTK covalente	**Zanubrutinib (continuo)**	Esquema preferido	Esquema preferido
Inhibidor de BCL-2 más inhibidor de BTK covalente con o sin anticuerpo monoclonal anti-CD20	**Venetoclax más acalabrutinib con o sin obinutuzumab**	Esquema preferido	Esquema preferido (todos recibirán obinutuzumab)
Inhibidor de BCL-2 más inhibidor de BTK covalente	**Venetoclax más zanubrutinib**	Esquema útil en determinadas circunstancias	Esquema preferido
Inhibidor de BCL-2 más inhibidor de BTK covalente	**Venetoclax más ibrutinib (duración fija)**	Otros esquemas recomendados	Otros esquemas recomendados

Tipos de respuesta

Según los resultados de las pruebas, la respuesta al tratamiento puede ser una de las siguientes:

- Remisión total: no hay signos de LLC.
- Remisión parcial: la cantidad de LLC ha disminuido, y el cáncer no está creciendo.
- Cáncer estable: el cáncer no empeoró, pero tampoco mejoró.
- Cáncer progresivo: el cáncer sigue creciendo.

La LLC que no está en remisión

Los próximos pasos del tratamiento dependen de cómo responde el cáncer. Es posible que su plan de tratamiento no cambie si la LLC se mantiene igual. Si la LLC está avanzando, es probable que comience un tipo diferente de tratamiento. Algunas personas necesitan pruebas adicionales para planificar el tratamiento.

Pruebas para la LLC transformada
Si la LLC avanza durante cualquier tipo de tratamiento, es posible que se haya transformado en un tipo diferente de cáncer. La LLC puede convertirse en un cáncer de crecimiento más rápido, como se describe en el *Capítulo 7: Si la LLC se transforma en otro tipo de cáncer: transformación de Richter*. Esto no sucede con frecuencia. La LLC transformada se confirma mediante análisis de laboratorio que se hacen a partir de una muestra de biopsia.

La LLC que está en remisión

Una vez que se logre la remisión, su equipo de atención médica controlará el estado de la LLC en las consultas de seguimiento periódicas. Puede continuar recibiendo tratamiento durante la remisión.

En las consultas de seguimiento, se actualizarán sus antecedentes médicos. También le harán un examen físico y análisis de sangre.

Pruebas de enfermedad residual mínima
Después del tratamiento, es posible que su oncólogo quiera realizar pruebas para detectar la enfermedad residual mínima. Después de un tratamiento exitoso, aún podría haber una pequeña cantidad de células cancerosas, aunque no se puedan ver con un microscopio. Esta pequeña cantidad de cáncer se conoce como enfermedad residual mínima.

Se hacen análisis de laboratorio muy sensibles para detectar si hay enfermedad residual mínima. Si las pruebas demuestran que tiene enfermedad residual mínima indetectable, significa que la prueba no encontró ninguna célula de LLC. Es posible que no haya células de LLC o que sean muy pocas para detectarlas, incluso con la prueba más sensible.

Recidiva

Si la LLC reaparece después de haber estado en remisión durante al menos 6 meses, se denomina recidiva. Los signos de recidiva pueden incluir inflamación de los ganglios linfáticos, el agrandamiento del hígado o el bazo y un aumento importante de la cantidad de linfocitos.

En caso de recidiva, el tratamiento se inicia cuando hay signos de que es necesario.

Si la recidiva se produce después de la remisión, venetoclax (Venclexta) con o sin obinutuzumab u otro anticuerpo monoclonal anti-CD20 es una opción de tratamiento. Venetoclax también puede administrase con un inhibidor de BTK covalente o solo como tratamiento continuo. Las personas que han recibido un esquema terapéutico con inhibidores de BTK covalentes y un esquema con BCL-2 también pueden recibir todos los tratamientos que se enumeran a continuación en la **Guía 7** de este capítulo.

Tratamientos de segunda línea para la LLC

En ocasiones, la LLC puede reaparecer (recidiva) o dejar de responder al tratamiento (cáncer resistente al tratamiento). Por lo tanto, muchas personas necesitarán distintos tratamientos a lo largo del tiempo.

El segundo tratamiento que recibirá se basa en los resultados de los anteriores. Con frecuencia, el tratamiento se cambia de un inhibidor de BTK a un inhibidor de BCL-2 o al revés. Consulte la **Guía 6** para obtener una lista de los tratamientos de segunda línea.

Si el tratamiento causa efectos secundarios incómodos, se suele cambiar el tratamiento. Un tratamiento diferente puede tener efectos secundarios menos graves.

Es importante destacar que pirtobrutinib (Jaypirca) es un tipo de inhibidor de BTK diferente a los que se pueden administrar como tratamiento de primera línea. Pirtobrutinib es un inhibidor de BTK no covalente que se puede administrar en segunda línea si la LLC no ha mejorado o si no ha podido seguir uno de los esquemas de primera línea que utilizan un inhibidor de BTK covalente.

Guía 6
Tratamientos de segunda línea para la LLC (con o sin deleción de 17p y mutación de *TP53*).

Tratamientos con	Esquema terapéutico	Preferencia de tratamiento
Inhibidores de BCL-2	Venetoclax más obinutuzumab	Esquema preferido
	Venetoclax más rituximab	Otros esquemas recomendados
	Venetoclax	Otros esquemas recomendados
Inhibidores de BTK covalentes	Acalabrutinib (continuo)	Esquema preferido
	Zanubrutinib (continuo)	Esquema preferido
	Ibrutinib (continuo)	Otros esquemas recomendados
Inhibidores de BTK no covalentes	Pirtobrutinib (continuo)	Esquema preferido

Después del segundo tratamiento

Si ya ha recibido tratamiento con un inhibidor de BTK covalente y un inhibidor de BCL-2, existen tratamientos adicionales. Estos tratamientos son los siguientes:

- Tratamiento farmacológico con los tratamientos que figuran en la **Guía 7**.
- Tratamiento con linfocitos T con receptor quimérico para el antígeno (CAR) lisocabtagene maraleucel (Breyanzi). Al lisocabtagene maraleucel también se lo llama liso-cel.
- Un ensayo clínico.
  - Pregunte a su equipo de atención médica si hay algún ensayo clínico que se ajuste a sus necesidades. Para obtener más información sobre los ensayos clínicos, consulte el *Capítulo 4: Tipos de tratamiento*.
- Trasplante alogénico de células hematopoyéticas.

Tratamientos farmacológicos recomendados

- Pirtobrutinib es un inhibidor de BTK no covalente que se utiliza por sí solo como tratamiento.
- Duvelisib (Copiktra) es un inhibidor PI3K que se usa por sí solo para tratar la LLC. Otro inhibidor de PI3K, idelalisib (Zydelig), se puede tomar con o sin rituximab (Rituxan).
- Alemtuzumab (Campath) es un anticuerpo monoclonal CD52 que se usa para tratar la LLC. Es un tipo diferente de anticuerpo monoclonal de los anticuerpos monoclonales anti-CD20 rituximab y obinutuzumab. Alemtuzumab se dirige a la proteína CD52, en lugar de a la CD20, como hacen estos medicamentos. Alemtuzumab se puede tomar con o sin rituximab si tiene deleción de 17p o mutación de *TP53*.
- Lenalidomida (Revlimid) es un fármaco inmunomodulador para la LLC que afecta al sistema inmunitario de múltiples maneras. Se usa por sí sola o con rituximab para tratar la LLC.
- La quimioinmunoterapia es una opción para determinados pacientes con esta enfermedad. Fludarabina y ciclofosfamida son quimioterapias que se administran con rituximab.
- Bendamustina es otra quimioterapia que se administra con rituximab, pero se indica a personas menores de 65 años. Es importante destacar que estas quimioterapias no se recomiendan para personas con deleción de 17p o mutaciones de *TP53*
- Metilprednisolona en dosis altas (HDMP) es un corticoide que se administra con rituximab u obinutuzumab.

Guía 7
Tratamientos después de los inhibidores de BTK covalentes e inhibidores de BCL-2 para la LLC recidivante o resistente al tratamiento

Tratamiento	LLC
Lisocabtagene maraleucel con o sin ibrutinib	Esquema preferido
Pirtobrutinib (si no lo ha recibido aún) (continuo)	Esquema preferido
Duvelisib	Otros esquemas recomendados
Idelalisib con o sin rituximab	Otros esquemas recomendados
Lenalidomida con o sin rituximab	Otros esquemas recomendados
Obinutuzumab	Otros esquemas recomendados
Fludarabina y ciclofosfamida más rituximab (FCR)*	Otros esquemas recomendados
Alemtuzumab con o sin rituximab (si tiene deleción de 17p o mutación de *TP53*)	Otros esquemas recomendados
Bendamustina más rituximab (si tiene menos de 65 años)*	Otros esquemas recomendados
Metilprednisolona en dosis altas (HDMP) con rituximab u obinutuzumab (si tiene deleción de 17p)	Otros esquemas recomendados

* No es una opción de tratamiento si tiene deleción de 17p o mutación de *TP53*.

Puntos clave

- Antes de comenzar el tratamiento, se deberá evaluar cualquier otro biomarcador que pueda afectar sus opciones. Durante la conducta expectante o después del tratamiento de primera línea, pueden aparecer nuevos biomarcadores.
- Pregunte a su equipo de atención médica si hay algún ensayo clínico que se ajuste a sus necesidades. Un ensayo clínico puede ser una opción en cualquier momento durante el tratamiento.
- El primer tratamiento para la leucemia linfocítica crónica (LLC) suele ser una combinación de inhibidores de BTK, inhibidores de BCL-2 y anticuerpos monoclonales anti-CD20. Estos tratamientos controlan bien el crecimiento del cáncer.
- Si el cáncer avanza o hay efectos secundarios graves, se suele cambiar el tipo de tratamiento. Puede pasar a un inhibidor de BTK después de haber recibido un inhibidor de BCL-2 o al revés.
- Si el primero o el segundo tratamiento dejan de funcionar, es posible que tenga la opción de un trasplante de células hematopoyéticas, un tratamiento farmacológico recomendado o el tratamiento con linfocitos T con receptor quimérico para el antígeno (CAR).

Preguntas para hacer

- ¿Qué tratamiento es el mejor para mí y por qué?
- ¿Cuáles son las complicaciones y los efectos secundarios posibles?
- ¿Existen efectos secundarios permanentes o a largo plazo?
- ¿Hay algún medicamento que empeore los efectos secundarios?
- ¿Me recomienda que considere un ensayo clínico como tratamiento?

6

Cómo puede ayudar el tratamiento complementario

El objetivo de los tratamientos complementarios es mantener o mejorar su calidad de vida. Se usa para prevenir o aliviar los problemas de salud causados por la leucemia linfocítica crónica (LLC) o su tratamiento. El tratamiento complementario también puede ayudar con otras necesidades como pagar la atención médica, conseguir transporte para acudir a las citas médicas y mucho más.

¿Qué es el tratamiento complementario?

El tratamiento complementario es una parte importante de su atención oncológica. Tiene como objetivo mejorar su calidad de vida durante el tratamiento del cáncer y después de este. El tratamiento complementario es para todas las personas con cáncer y sus familias, no solo para las que se encuentran al final de la vida. También se conoce como cuidados paliativos.

El tratamiento complementario incluye una amplia variedad de servicios. Previene o maneja los síntomas del cáncer y los efectos secundarios del tratamiento del cáncer, como el dolor y la fatiga relacionada con la enfermedad. También aborda los problemas mentales, sociales, emocionales y espirituales a los que se enfrentan las personas con cáncer.

El tratamiento complementario proporciona ayuda con otras necesidades, como las siguientes:

- Toma de decisiones sobre el tratamiento
- Coordinación de la atención médica
- Pago de la atención médica
- Planificación anticipada de la atención y relacionada con el final de la vida

El tratamiento complementario para la LLC puede permitirle:

Mantener una buena salud

- Las vacunas pueden brindarle protección contra infecciones y otras enfermedades. Incluso si no está recibiendo tratamiento para la LLC en este momento, es importante mantener las vacunas al día.
- También es importante mantenerse al día con las pruebas de detección de otros tipos de cáncer. Las personas con LLC corren el riesgo de sufrir otro cáncer. Su equipo de atención médica se asegurará de que se realice las pruebas que necesite.

Tratar los efectos secundarios frecuentes

- El tratamiento complementario puede permitirle tratar los efectos secundarios que pueda sufrir.
- Estos son los efectos secundarios a los que su equipo de atención médica puede prestar especial atención:
  - Infecciones relacionadas con la LLC
  - Citopenias autoinmunitarias
  - Síndrome de lisis tumoral
  - Exacerbación tumoral
  - Coágulos sanguíneos
  - Sangrado y hematomas

Recibir asistencia de otro tipo

- Brindarle apoyo emocional.
- Ofrecerle información que pueda resultarle útil. NCCN tiene muchas guías que se centran en el tratamiento de los efectos físicos y emocionales frecuentes de muchos tipos de cáncer.

Lea más sobre los tipos de apoyo que puede recibir en *NCCN Guidelines for Patients: Cuidados paliativos* en NCCN.org/patientguidelines y en la aplicación NCCN Patient Guides for Cancer.

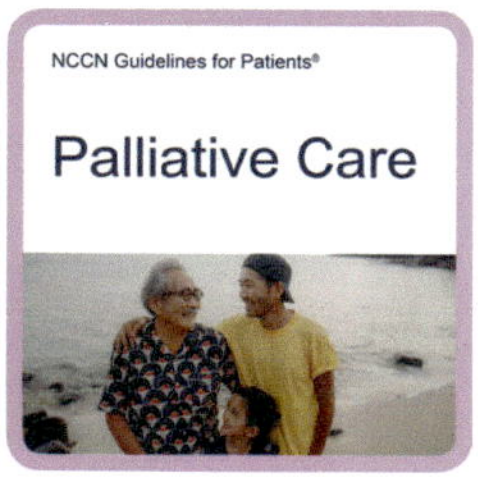

Protección contra infecciones mediante la vacunación

Puede protegerse estando al día con determinadas vacunas. Las vacunas ayudan a prevenir infecciones, ya que entrenan al cuerpo para que reconozca y ataque rápidamente los microbios.

Obtenga las vacunas recomendadas

Se ha demostrado que las vacunas son seguras y eficaces para prevenir enfermedades graves. Algunas vacunas son de rutina. Otras se basan en la edad, la salud y otros factores. Hable con su equipo de atención médica sobre qué vacunas necesita.

Los expertos de NCCN recomiendan las siguientes vacunas para las personas con LLC:

- Vacuna contra la gripe (vacuna contra la influenza), pero solo la elaborada con microorganismos muertos.
- Vacuna antineumocócica, según lo recomendado por los Centros para el Control y la Prevención de Enfermedades (CDC) de EE. UU.
- Vacuna contra el COVID-19, según lo recomiende su equipo de atención médica de acuerdo con las recomendaciones de vacunación de los CDC.

Dese las vacunas recomendadas por su oncólogo. Le permitirán protegerse de las infecciones.

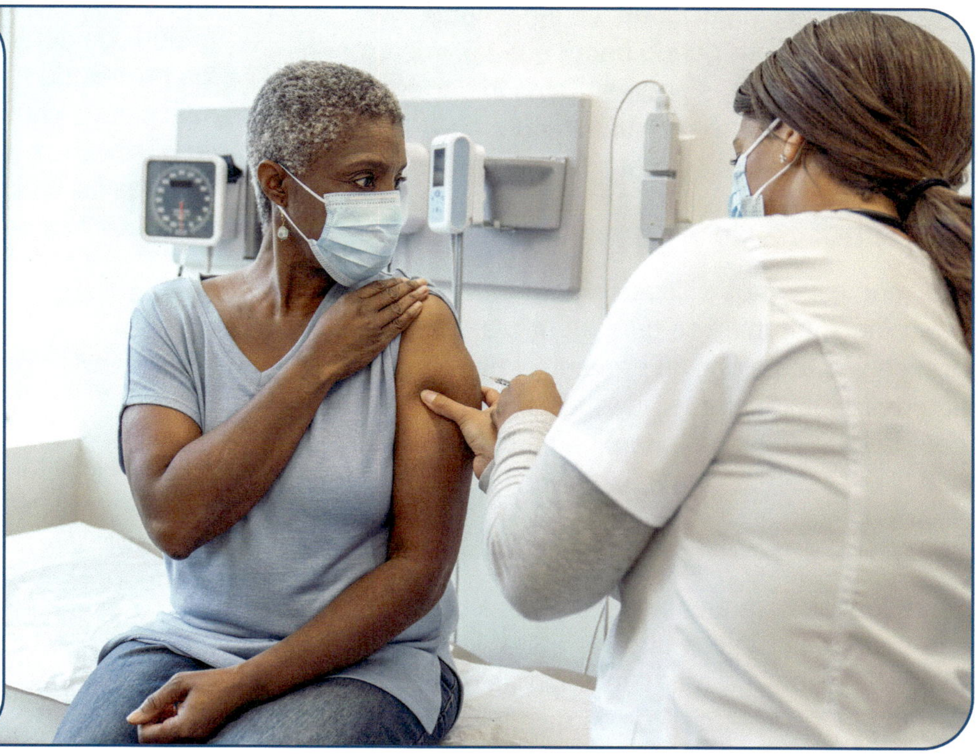

- Vacuna contra el herpes zóster elaborada sin el virus vivo (recombinante) para prevenir la culebrilla si está tomando un inhibidor de BTK.
- Vacuna contra el VSR (virus sincicial respiratorio).

Evite las vacunas elaboradas con microorganismos vivos

No deber recibir ninguna vacuna que contenga microorganismos vivos. Este tipo de vacunas contienen un microbio debilitado (atenuado) y crean una fuerte respuesta inmunitaria al microbio real. Las vacunas con microorganismos vivos pueden causar problemas de salud considerables en personas con sistemas inmunitarios más débiles.

Infecciones relacionadas con la LLC

Los tratamientos contra el cáncer debilitan el sistema inmunitario del cuerpo, lo que puede dificultar la defensa del organismo contra los microbios y las infecciones. La inmunidad debilitada también puede hacer que las infecciones habituales sean más graves. Estas infecciones que pueden presentarse con más frecuencia y ser más graves se llaman infecciones oportunistas.

Prevención de infecciones

Los medicamentos utilizados para tratar infecciones también se pueden utilizar en la prevención. La atención preventiva depende del tipo de tratamiento que haya recibido o reciba para la LLC. Algunos tratamientos contra el cáncer debilitan el sistema inmunitario más que otros.

Herpes y neumonía fúngica

Se recomienda la atención preventiva del herpes y la neumonía fúngica durante el tratamiento con alemtuzumab (Campath), inhibidores de PI3K y determinados tratamientos de quimioinmunoterapia (como con bendamustina) y después de este. Aciclovir es un medicamento antiviral que se usa para prevenir infecciones causadas por los virus del herpes. Trimetoprima-sulfametoxazol (Sulfatrim, Bactrim) es un medicamento que se utiliza para prevenir la neumonía por *Pneumocystis jirovecii* (NPJ). La NPJ es una infección pulmonar causada por un hongo.

Si recibe un inhibidor de BTK y tiene un mayor riesgo de contraer una infección oportunista, su oncólogo le proporcionará atención preventiva y le hará un seguimiento para asegurarse de que no tenga ninguna infección. Puede indicarle el medicamento utilizado para prevenir la NPJ y la vacuna contra el virus de la varicela-zóster. El virus de la varicela-zóster causa varicela y, cuando se reactiva en personas mayores, culebrilla.

Infecciones relacionadas con los glóbulos blancos

Mientras toma venetoclax (Venclexta), los niveles de unos glóbulos blancos, llamados neutrófilos, pueden disminuir (una afección conocida como neutrocitopenia). Cuando los niveles de neutrófilos son bajos, es más probable que contraiga infecciones. Deberá realizarse análisis de sangre periódicos durante el tratamiento para controlar los niveles de neutrófilos. Para prevenir las infecciones causadas por neutrocitopenia, es posible que le indiquen medicamentos llamados factores de crecimiento, fármacos antifúngicos o fluoroquinolonas (un tipo de antibiótico).

Hepatitis

Si ha tenido hepatitis B, es posible que regrese durante el tratamiento contra el cáncer. Entecavir (Baraclude) es el medicamento preferido para prevenir y tratar la hepatitis B. Otras opciones son adefovir (Hepsera), telbivudina (Tyzeka) y tenofovir (Viread). Su equipo de atención médica lo supervisará durante todo el tratamiento contra el cáncer si tiene hepatitis B, y la atención preventiva puede continuar por hasta 12 meses después de finalizar el tratamiento contra la LLC.

Además, la LLC es un tipo de linfoma no hodgkiniano, y existe una relación entre la hepatitis C y los linfomas no hodgkinianos. Los fármacos antivirales de acción directa pueden tratar de forma segura la hepatitis C y reducir el riesgo de linfoma.

Citomegalovirus

Si ha tenido citomegalovirus (CMV), existe un alto riesgo de reactivación del virus si recibe un inhibidor de PI3K o alemtuzumab. Los estudios para detectar la reactivación deben realizarse al menos cada 4 semanas. El antiviral ganciclovir puede ayudar a evitar que el CMV vuelva a aparecer.

Tratamiento de infecciones de senos paranasales y pulmones

Algunas personas con LLC contraen infecciones graves de los senos paranasales y los pulmones. Su oncólogo le dará un antimicrobiano, como un antibiótico, para tratar estas infecciones.

La inmunoglobulina también ayuda a combatir las infecciones, por lo tanto, si su cuerpo no produce suficiente, puede tomar inmunoglobulina. La inmunoglobulina intravenosa (IGIV) puede indicarse todos los meses para ayudar. Se administra a través de una aguja que se coloca en el brazo, o puede recibir inyecciones debajo de la piel (subcutáneas) todas las semanas.

¿Es posible padecer un cáncer secundario?

Las personas con LLC tienen un mayor riesgo de padecer otro cáncer, inclusive melanoma u otros tipos de cáncer de piel, por lo que es importante realizar pruebas periódicas de detección. Se recomienda que consulte a un dermatólogo una vez al año para realizarse un examen de la piel. Existen programas de detección del cáncer de próstata, mama, cuello uterino y colon que son importantes de seguir también.

¿Qué es la citopenia autoinmunitaria?

Es una afección en la que el sistema inmunitario ataca los glóbulos sanguíneos. Hay distintos tipos de citopenias autoinmunitarias. Los tipos más comunes entre las personas con LLC son la anemia hemolítica autoinmunitaria, la púrpura trombocitopénica inmunitaria y la aplasia pura de glóbulos rojos.

Hay muchas opciones de tratamiento para las citopenias autoinmunitarias. Los tratamientos farmacológicos incluyen rituximab (Rituxan), inmunoglobulina intravenosa, ciclosporina A, eltrombopag (Promacta) y romiplostim (Nplate). Si los corticoides no funcionan o la citopenia regresa después del tratamiento con corticoides, se pueden usar inhibidores de BTK.

Para algunas citopenias, la cirugía puede ser una opción. El bazo tiene un rol clave en la eliminación de las plaquetas. La extirpación del bazo, llamada esplenectomía, puede ayudar a que el número de plaquetas vuelva a la normalidad.

¿Qué es el síndrome de lisis tumoral?

Varios tratamientos para la LLC eliminan muchas células con rapidez, pero cuando los desechos expulsados por las células muertas no se eliminan rápidamente del cuerpo, puede suceder algo llamado síndrome de lisis tumoral. Esto puede causar daños renales y alteraciones electrolíticas graves en la sangre. Esto puede ser potencialmente mortal.

Los niveles de electrolitos se controlarán con frecuencia y se indicará tratamiento si es necesario. El síndrome de lisis tumoral se puede prevenir con hidratación. Beba mucha agua. También es posible que le administren líquido en el torrente sanguíneo para mantener su hidratación. Los medicamentos que reducen los niveles de ácido úrico también pueden ayudar. Estos medicamentos incluyen alopurinol (Aloprim, Zyloprim), febuxostat (Uloric) o rasburicasa (Elitek).

¿Qué es la exacerbación tumoral?

Es el aumento rápido y de corta duración de los síntomas y el crecimiento del cáncer. Los síntomas de la exacerbación tumoral son inflamación de los ganglios linfáticos y del bazo, fiebre leve y erupción cutánea. El tratamiento con lenalidomida (Revlimid) puede causar exacerbación tumoral.

Sin embargo, los corticoides pueden prevenirla y tratarla. Le darán antihistamínicos si tiene erupción cutánea y picazón causada por la exacerbación tumoral.

Prevención y tratamiento de coágulos sanguíneos

Un coágulo sanguíneo es un cúmulo de sangre con una consistencia gelatinosa o parcialmente sólida. Los coágulos sanguíneos controlan el sangrado, pero también pueden impedir la circulación sanguínea, lo que puede ser peligroso.

A veces, el tratamiento con lenalidomida puede causar coágulos sanguíneos. Por lo tanto, si recibe lenalidomida, su médico puede recomendarle un anticoagulante.

La aspirina también puede ayudar a algunas personas a prevenir los coágulos. Es importante destacar que no se necesita aspirina si está tomando un anticoagulante como warfarina (Coumadin).

Control de sangrado o hematomas

Los inhibidores de BTK aumentan el riesgo de sangrado y hematomas. Su oncólogo controlará su riesgo de sangrado en función de muchos factores. Los análisis de sangre periódicos con importantes porque el riesgo de sangrado aumenta cuando el nivel de plaquetas es bajo.

Al tomar un inhibidor de BTK, los expertos de NCCN recomiendan tomar solo uno o dos medicamentos que aumenten el riesgo de sangrado al mismo tiempo. Puede que sea correcto tomar un inhibidor de BTK y una aspirina o un anticoagulante. Sin embargo, es riesgoso tomar un inhibidor de BTK, un antiplaquetario como la aspirina y un anticoagulante al mismo tiempo.

Si necesita someterse a una cirugía, su oncólogo puede suspender el tratamiento con inhibidor de BTK para prevenir un sangrado importante. El inhibidor de BTK se suspende durante 3 días antes y después de una cirugía menor. Si debe someterse a una cirugía mayor, el tratamiento se suspende durante 7 días antes y después de la intervención.

¿Necesitaré transfusiones de sangre?

Algunas personas que reciben tratamiento para la LLC necesitan una transfusión de sangre. La transfusión debe realizarse según las normas hospitalarias. Toda la sangre debe tratarse con radiación antes de la transfusión. Esto evitará que, en un caso muy poco probable, la sangre transfundida ataque el cuerpo.

¿Dónde puedo obtener más información sobre el tratamiento complementario?

La biblioteca completa de NCCN Guidelines for Patients tiene varias guías sobre tratamiento complementario. Estas guías se centran en el tratamiento de los efectos físicos y emocionales frecuentes de muchos tipos de cáncer.
La biblioteca de NCCN Guidelines for Patients está disponible en NCCN.org/patientguidelines y en la aplicación NCCN Patient Guides for Cancer.

Estas son algunas de las guías de tratamiento complementario disponibles:

Malestar emocional durante el tratamiento del cáncer

Todos los enfermos de cáncer sienten angustia en algún momento. Es normal sentir preocupación, tristeza, impotencia o enojo.

Fatiga y cáncer

La fatiga (cansancio) relacionada con el cáncer no es el cansancio típico que aparece después de un día activo o largo. Es una falta de energía que resulta molesta, no mejora con el descanso ni el sueño regular y altera la vida.

Cuidados paliativos

Los cuidados paliativos son un enfoque de la atención médica para personas con enfermedades graves, incluido el cáncer. Se centran en aliviar los síntomas y el estrés de padecer cáncer.

La biblioteca completa de NCCN Guidelines for Patients tiene varias guías sobre tratamiento complementario en NCCN.org/patientguidelines y en la aplicación NCCN Patient Guides for Cancer.

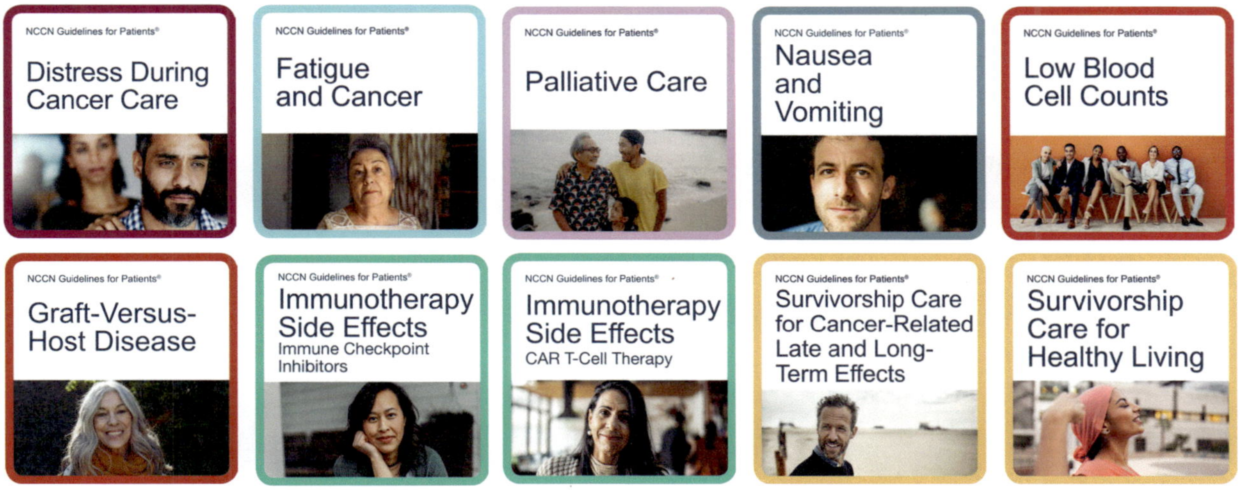

Náuseas y vómitos

Los tratamientos contra el cáncer a veces pueden causar náuseas y vómitos. Las náuseas son la sensación de que va a vomitar. Vomitar es expulsar a la fuerza lo que se tiene en el estómago. Hay tratamientos para ayudar con ambas complicaciones.

Baja cantidad de glóbulos sanguíneos

Ciertos tratamientos contra el cáncer pueden provocar una disminución de los glóbulos rojos o blancos. Cuando hay bajos niveles de un tipo de glóbulos blancos, llamados neutrófilos, se denomina neutrocitopenia. Es más probable que contraiga infecciones cuando la cantidad de glóbulos blancos es baja. Un número bajo de glóbulos rojos, denominado anemia, puede causar fatiga.

Enfermedad de injerto contra huésped

Un posible efecto secundario de los trasplantes de células hematopoyéticas es la enfermedad de injerto contra huésped. Este efecto secundario ocurre cuando las células del donante atacan a sus células sanas.

Efectos secundarios de la inmunoterapia: inhibidores del punto de control inmunitario

Los inhibidores del punto de control inmunitario se administran para tratar algunos tipos de transformación de Richter. Los efectos secundarios relacionados con el sistema inmunitario pueden producirse durante el tratamiento o después de este. Su equipo de atención médica estará atento a ciertos efectos secundarios si usted recibe tratamiento con un inhibidor del punto de control inmunitario.

Efectos secundarios de la inmunoterapia: tratamiento con linfocitos T-CAR

El tratamiento con linfocitos T con receptor quimérico para el antígeno (CAR) puede causar efectos secundarios graves, como la disfunción del sistema nervioso. Si recibirá un tratamiento con linfocitos T-CAR, consulte *NCCN Guidelines for Patients: Efectos secundarios de la inmunoterapia con linfocitos T-CAR*

Atención a los sobrevivientes para los efectos tardíos y a largo plazo relacionados con el cáncer

El cáncer y su tratamiento pueden causar efectos secundarios prolongados y tardíos. Los efectos prolongados comienzan durante el tratamiento y persisten una vez finalizado. Con menos frecuencia, los efectos secundarios comienzan mucho después de haber finalizado el tratamiento. Los efectos tardíos y prolongados incluyen fatiga, falta de sueño, dolor y depresión.

Atención a los sobrevivientes para una vida saludable

Las personas con cáncer deben seguir llevando un estilo de vida saludable. Una vida saludable puede ayudar a prevenir enfermedades y mejorar el bienestar. Los temas abarcados en esta guía incluyen la actividad física, la alimentación, el consumo de tabaco y la protección solar.

Puntos clave

- El tratamiento complementario son cuidados oncológicos que mejoran su calidad de vida. Ayuda a prevenir afecciones médicas potencialmente mortales y alivia los síntomas. También puede ayudar en ciertos aspectos, como pagar la atención médica o conseguir transporte para ir al médico.
- El tratamiento complementario para la leucemia linfocítica crónica (LLC) también puede ayudar a tratar los efectos secundarios frecuentes y a mantener su salud.
- Los efectos secundarios frecuentes a los que su equipo de atención médica puede prestar especial atención son las infecciones relacionadas con la LLC, las citopenias autoinmunitarias, el síndrome de lisis tumoral, la exacerbación tumoral, los coágulos sanguíneos, el sangrado y los hematomas.
- Las personas con LLC corren el riesgo de contraer infecciones. Protéjase vacunándose (pero evite las vacunas con microorganismos vivos).Hay ciertos tratamientos de la LLC que pueden debilitar el sistema inmunitario. Es posible que tome medicamentos para prevenir infecciones causadas por el debilitamiento del sistema inmunitario.
- Las personas con LLC corren el riesgo de sufrir cánceres secundarios; por lo tanto, no omita las pruebas de detección de otros tipos de cáncer.
- Se realizarán análisis de sangre con frecuencia para hacer el seguimiento de la LLC.

Preguntas para hacer

- ¿Con quién debo hablar sobre vivienda, preparación de comidas, transporte y otras necesidades básicas?
- ¿Cómo me conecto con otras personas para crear un sistema de apoyo?
- ¿Cuánto debo pagar por mi tratamiento? ¿Qué ayuda existe para pagar los medicamentos y otros tratamientos?
- ¿Tengo riesgo de sufrir efectos secundarios específicos?
- ¿Con quién debo contactarme si tengo efectos secundarios?

“Descubrí que concentrarme y mantenerme en contacto con un pequeño círculo de amigos cercanos que realmente se preocupan por mí me ayudó a desarrollar mi fortaleza mental. Es fácil identificarlos, y la sensación positiva después de recibir un mensaje de texto o de conversar es un gran estímulo para mi fortaleza mental”.

7

Si la LLC se transforma en otro tipo de cáncer: transformación de Richter

En algunas personas, la leucemia linfocítica crónica (LLC) se transforma en una enfermedad diferente y agresiva. Este cambio se llama transformación de Richter o síndrome de Richter. Puede presentarse antes o después del tratamiento de la LLC.

En casos poco frecuentes, la leucemia linfocítica crónica (LLC) puede transformarse rápidamente en un tipo de cáncer más grave. Con mayor frecuencia, se transforma en un linfoma difuso de linfocitos B grandes (LDLBG). Con menor frecuencia, se transforma en linfoma de Hodgkin. En cualquier caso, este cambio se llama transformación de Richter.

Puede surgir debido a mutaciones específicas o anomalías genéticas en las células de LLC.

Pruebas para diagnosticar la transformación de Richter

Es necesario hacer ciertas pruebas para confirmar si tiene transformación de Richter y planificar el tratamiento. Estas pruebas son similares a las que se realizan para la LLC, descritas en el *Capítulo 2: Pruebas para la LLC*.

Confirmar la LLC transformada

Los ganglios linfáticos que se inflaman repentinamente, la fiebre sin infección, los sudores nocturnos y el dolor en la zona del estómago (causado por la inflamación del bazo) son síntomas de la transformación de Richter. Para diagnosticarla, se debe realizar una biopsia.

Se utilizará una TEP/TC con FDG de cuerpo completo a fin de seleccionar la mejor zona para tomar muestras para la biopsia. Este estudio utiliza dos tecnologías de diagnóstico por imágenes al mismo tiempo:

- La TEP resalta las células que podrían ser cancerosas y puede mostrar incluso pequeñas cantidades de cáncer.
- La TC utiliza rayos X para tomar muchas imágenes del cuerpo desde distintos ángulos.

Después del estudio de diagnóstico por imágenes, se realizará una biopsia por incisión (en la que se extirpa parte del ganglio linfático) o una biopsia por escisión (en la que se extirpa todo el ganglio linfático) para examinar sus ganglios linfáticos. Luego, un hematopatólogo examinará y analizará las muestras tomadas. Detectará si hay signos de transformación de Richter.

Si los resultados de la biopsia de ganglios linfáticos no son claros, es posible que se realice una biopsia de médula ósea. Para obtener más información sobre la biopsia y aspiración de médula ósea, consulte el *Capítulo 2: Pruebas para la LLC*.

Más pruebas para la transformación de Richter

También se le realizarán algunas de las mismas pruebas que se le hicieron antes cuando se le diagnosticó la LLC por primera vez. Estas incluyen el examen físico y la actualización de antecedentes médicos. También se controlarán el estado funcional, los síntomas B, el hemograma completo con fórmula leucocitaria, el perfil metabólico completo, los niveles de lactato deshidrogenasa (LDH) y los niveles de ácido úrico.

Además, se realizará un análisis molecular para comprender cómo está cambiando el cáncer. Si es necesario, pueden hacerse otras pruebas también.

Su equipo de atención médica supervisará su salud durante todo este proceso. Hágale saber cómo se siente para que pueda brindarle ayuda. En el *Capítulo 6: Cómo puede ayudar el tratamiento complementario*, se describe cómo este ayuda con los efectos secundarios del tratamiento, las preocupaciones y mucho más.

Otras pruebas que puede necesitar

En algunos casos, pueden realizarse más pruebas. Como los antiguos virus que alguna vez presentó en el cuerpo pueden reactivarse, es útil realizar pruebas para detectar los virus de Epstein-Barr y de la hepatitis. Según sus opciones de tratamiento, es posible que le realicen una exploración cardíaca o una prueba de antígeno leucocitario humano (HLA). Se debe realizar una exploración cardíaca para decidir si las antraciclinas (un tipo de quimioterapia) son seguras. Se debe realizar una prueba de HLA si es posible que reciba un trasplante de células hematopoyéticas (la prueba ayudará a encontrar un donante).

Además, algunos tratamientos contra el cáncer pueden dañar los órganos reproductivos y a los fetos. Es posible que reciba una derivación a un especialista en fertilidad antes de comenzar el tratamiento contra el cáncer. Si es necesario, su equipo de atención médica también comprobará si está embarazada.

¿Cómo se trata la transformación de Richter?

El tratamiento para esta enfermedad comienza justo después del diagnóstico con el objetivo de extender la vida. El tratamiento se basa en el tipo de cáncer en el que se convirtió la LLC (LDLBG o linfoma de Hodgkin). En la **Guía 8**, se describen todos los tratamientos que una persona con transformación de Richter podría recibir si la LLC se convierte en LDLBG.

Los fármacos llamados inhibidores del punto de control inmunitario y los anticuerpos biespecíficos son opciones para la transformación de Richter. Siga leyendo para obtener más información sobre cuándo se administran algunos de estos tratamientos.

Linfoma difuso de linfocitos B grandes

Los tumores del LDLBG tienen linfocitos B grandes de rápido crecimiento. El LDLBG suele encontrarse en los ganglios linfáticos, pero también puede aparecer en el bazo, el hígado, la médula ósea u otros tejidos y órganos.

Los tratamientos recomendados dependen de si el LDLBG evolucionó a partir las células de LLC.

Si el LDLBG no evolucionó a partir de las células de LLC, un ensayo clínico o esquemas de quimioinmunoterapia son las primeras opciones. Pregunte a su equipo de atención médica si hay algún ensayo clínico abierto que se ajuste a sus necesidades. Puede haber nuevos tratamientos disponibles en ensayos clínicos.

Si un ensayo clínico no es una opción viable, la quimioinmunoterapia con rituximab suele usarse como tratamiento. El tratamiento con linfocitos T con receptor quimérico para el antígeno (CAR), esquemas con inhibidores del punto de control inmunitario, inhibidores de BTK y los tratamientos con anticuerpos biespecíficos pueden ser opciones posteriores para esta clase de transformación de Richter.

Si el LDLBG evolucionó a partir de las células de LLC o si no se sabe cómo la LLC se transformó en LDLBG, se prefiere un ensayo clínico o determinados tratamientos farmacológicos. Estos tratamientos incluyen inhibidores de BTK, inhibidores del punto de control inmunitario y anticuerpos biespecíficos. Los esquemas de quimioinmunoterapia son otras opciones recomendadas en este caso.

Guía 8
Tratamientos para la transformación de Richter a partir de células de LLC a LDLBG

Quimioinmunoterapia	DA-EPOCH-R: etopósido, prednisona, vincristina, ciclofosfamida y doxorrubicina más rituximab de dosis ajustada
	HiperCVAD: ciclofosfamida, vincristina, doxorrubicina y dexametasona, más rituximab alternando con citarabina y metotrexato de dosis alta
	OFAR: oxaliplatino, fludarabina y citarabina más rituximab
	RCHOP: ciclofosfamida, doxorrubicina, vincristina y prednisona más rituximab
Inhibidor de BTK	Pirtobrutinib
Inhibidor de BTK más inhibidor del punto de control inmunitario	Zanubrutinib más tislelizumab-jsgr
Tratamiento con inhibidores del punto de control inmunitario	Nivolumab con o sin ibrutinib
	Pembrolizumab con o sin ibrutinib
	Atezolizumab más venetoclax y obinutuzumab
Tratamiento con anticuerpos biespecíficos	Epcoritamab-bysp
	Glofitamab-gxbm
Tratamiento con linfocitos T-CAR (después de al menos un esquema previo de tratamiento sistémico)	Axicabtagene ciloleucel
	Lisocabtagene maraleucel
	Tisagenlecleucel

Linfoma de Hodgkin

En el linfoma de Hodgkin, los glóbulos blancos llamados linfocitos parecen anormalmente grandes y pueden tener más de un núcleo (el centro de control de la célula).

Un ensayo clínico es el tratamiento preferido para la LLC que se transformó en linfoma de Hodgkin. Otros tratamientos incluyen los que se utilizan para tratar el linfoma de Hodgkin y las recomendaciones para tratar este cáncer están disponibles en NCCN.org/patientguidelines y en la aplicación NCCN Patient Guides for Cancer.

Puntos clave

- La transformación de Richter es un cambio de la leucemia linfocítica crónica (LLC) a un linfoma agresivo. El diagnóstico se confirma mediante estudios de diagnóstico por imágenes y biopsias.
- La transformación de Richter se trata en función de si la LLC se ha convertido en linfoma difuso de linfocitos B grandes (LDLBG) o a linfoma de Hodgkin.
- Las opciones de tratamiento para cuando se convierte en LDLBG depende de cómo ha sucedido.
- Si el LDLBG no evolucionó a partir de las células de LLC, un ensayo clínico o un esquema de quimioinmunoterapia es la primera opción. Si evolucionó a partir de la LLC o si no está claro cómo lo hizo, se recomienda un ensayo clínico u otros tratamientos farmacológicos.
- La opción de tratamiento preferido para la transformación de Richter en linfoma de Hodgkin es un ensayo clínico. Otras opciones de tratamiento recomendadas se pueden encontrar en las NCCN Clinical Practice Guidelines in Oncology (NCCN Guidelines®) para el linfoma de Hodgkin.

Preguntas para hacer

- ¿Cuál sería el tratamiento apropiado para mí ahora que presento la transformación de Richter?
- ¿Cuáles son los síntomas de la transformación de Richter?
- ¿Sigue las NCCN Clinical Guidelines para tratar el LDLBG y el linfoma de Hodgkin?

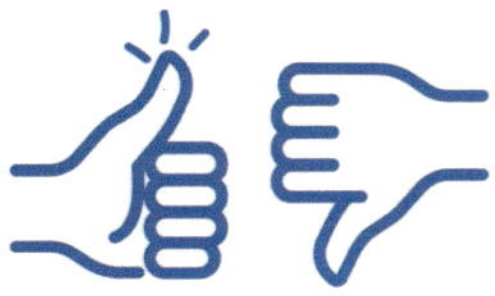

¡Cuéntenos qué opina!

Tómese un momento para completar una encuesta en línea sobre NCCN Guidelines for Patients.
NCCN.org/patients/response

8

Otros recursos

¿Quiere saber más? Aquí le explicamos cómo obtener ayuda adicional.

Qué más hay que saber

En esta guía para pacientes, encontrará ayuda para conocer las opciones disponibles, de modo que pueda tomar decisiones informadas y mejorar su atención oncológica. Pero no es el único recurso que tiene.

Solicite toda la información posible y ayuda que necesite. A muchas personas les interesa saber más sobre los siguientes temas:

- La diferencia entre LLC y LLP.
- La posibilidad de padecer transformación de Richter.
- La conducta expectante y cuánto tiempo tardará en recibir tratamiento.
- Su equipo de atención médica y cómo lo ayudará durante el período de conducta expectante y el tratamiento.
- La obtención de ayuda económica.

Qué más hacer

Su centro de salud puede ayudar con los próximos pasos. Generalmente, dispone de recursos *in situ* para ayudar a satisfacer sus necesidades y encontrar respuestas a sus preguntas. Los centros de salud también pueden informarle de los recursos existentes en su comunidad.

Además de la ayuda de sus profesionales de atención médica, los recursos enumerados en la siguiente sección proporcionan apoyo a muchas personas como usted.

Dónde obtener ayuda

Consulte la lista a continuación y visite los sitios web que se indican para obtener más información sobre estas organizaciones.

AnCan Foundation
ancan.org

Bag It Cancer
bagitcancer.org

Blood & Marrow Transplant Information Network (BMT InfoNet)
bmtinfonet.org

Blood Cancer United
bloodcancerunited.org

Cancer*Care*
cancercare.org

Cancer Hope Network
cancerhopenetwork.org

CLL Society
cllsociety.org

GRACE
cancergrace.org

HealthTree Foundation
healthtree.org

Imerman Angels
imermanangels.org

Leukemia Research Foundation
leukemiarf.org

Lymphoma Research Foundation
lymphoma.org

National Bone Marrow Transplant Link (nbmtLINK)
nbmtlink.org

NMDP
nmdp.org/one-on-one

PAN Foundation
panfoundation.org

Stupid Cancer
stupidcancer.org

TargetCancer Foundation
targetcancer.org

Triage Cancer
triagecancer.org

Preguntas para hacer

- ¿Con quién debo hablar sobre vivienda, preparación de comidas y otras necesidades básicas?
- ¿Qué ayudas existen para el transporte, el cuidado de los niños y la atención domiciliaria?
- ¿Hay otros servicios disponibles para mí y mis cuidadores?
- ¿Cómo me conecto con otras personas para crear un sistema de apoyo?

¡Nos interesan sus comentarios!

Nuestro objetivo es brindar información útil y fácil de entender sobre el cáncer. Realice nuestra encuesta para decirnos qué hicimos bien y qué podríamos mejorar.
NCCN.org/patients/feedback

Palabras que debe conocer

ácido úrico
Una sustancia química generada por la descomposición de las células y ciertos alimentos consumidos.

anatomopatólogo
Experto que analiza células y tejidos para detectar enfermedades.

anemia
Una afección médica en la que hay un nivel bajo de una proteína sanguínea llamada hemoglobina.

antecedentes médicos
Informe de todos sus episodios de salud y medicamentos.

anticuerpo
Una proteína sanguínea que ayuda a combatir las infecciones. También llamada inmunoglobulina.

aplasia pura de glóbulos rojos
Afección médica en la que la cantidad de glóbulos rojos jóvenes es muy baja.

asesor de fertilidad
Experto que ayuda a las personas a tener bebés.

aspiración de médula ósea
Un procedimiento mediante el que se extrae una muestra líquida de médula ósea para detectar una enfermedad.

bazo
Órgano que se encuentra a la izquierda del estómago que ayuda al cuerpo a protegerse de las enfermedades.

biomarcadores
Características y rasgos medibles que muestran lo que sucede en una célula u organismo. Pueden usarse a fin de planificar un tratamiento específico para usted.

biopsia
Procedimiento mediante el cual se toman muestras de fluidos o tejidos para analizarlas y detectar una enfermedad.

biopsia de médula ósea
Un procedimiento que extrae muestras de hueso y médula ósea sólida para detectar una enfermedad.

cariotipo
Análisis de laboratorio que elabora un mapa de cromosomas para detectar defectos.

citometría de flujo
Análisis de laboratorio que evalúa sustancias en la superficie de las células para identificar el tipo de células que está presente.

cromosoma
Una estructura dentro de las células que contiene ADN e instrucciones codificadas para el comportamiento celular (genes).

diagnóstico
Identificación de una enfermedad basada en pruebas.

efecto secundario
Respuesta física o emocional insalubre o desagradable frente al tratamiento.

ensayo clínico
Tipo de investigación para evaluar la eficacia de pruebas o tratamientos sanitarios en las personas.

estadio del cáncer
Clasificación del pronóstico del cáncer en función de su crecimiento y extensión.

estado funcional
Clasificación sobre la capacidad de una persona para realizar actividades cotidianas.

estudios de diagnóstico por imágenes
Estudio que toma fotografías (imágenes) del interior del cuerpo.

examen físico
Estudio del cuerpo para detectar signos de enfermedad.

fatiga
Cansancio intenso a pesar de dormir lo suficiente que limita la capacidad funcional de la persona.

ganglio linfático
Pequeña estructura en forma de frijol que combate las enfermedades.

gen
Instrucciones codificadas en las células para crear nuevas células y controlar la forma en que se comportan.

hematólogos
Médicos expertos en enfermedades y cánceres sanguíneos.

hematopatólogo
Médico capacitado para estudiar las enfermedades sanguíneas que afectan a diferentes órganos.

hemograma completo (HC) con fórmula leucocitaria
Un análisis de laboratorio que mide la cantidad de glóbulos rojos, glóbulos blancos y plaquetas. La fórmula leucocitaria examina la cantidad de cada tipo de glóbulo blanco.

hibridación fluorescente *in situ* (FISH)
Análisis de laboratorio que usa tintes especiales para detectar cromosomas y genes anormales.

inhibidores de la tirosina cinasa de Bruton (BTK)
Tipo de tratamiento dirigido. Estos fármacos son medicamentos orales que se dirigen a la proteína BTK.

inmunoglobulina
Proteína producida por los linfocitos B para combatir las infecciones. También se denomina anticuerpo.

lactato deshidrogenasa (LDH)
Una proteína en la sangre que ayuda a generar energía en las células.

leucemia linfocítica crónica (LLC)
Un tipo de cáncer sanguíneo que crece lentamente y afecta los linfocitos (un tipo de glóbulo blanco).

linfocito
Uno de los tres tipos principales de glóbulos blancos que ayudan a proteger al cuerpo de las enfermedades.

linfocito B
Un tipo de glóbulo blanco llamado linfocito. También llamado célula B.

linfoma
Cáncer de los glóbulos blancos, llamados linfocitos, que se encuentran dentro del sistema linfático.

linfoma difuso de linfocitos B grandes (LDLBG)
Un cáncer sanguíneo en el que puede transformarse la LLC en algunas ocasiones.

linfoma linfocítico de células pequeñas (LLP)
El mismo cáncer que la LLC, pero la diferencia entre los dos es dónde se encuentran las células cancerosas. El LLP suele encontrarse en los ganglios linfáticos.

médula ósea
Tejido similar a una esponja que está en el centro de la mayoría de los huesos donde se producen los glóbulos sanguíneos.

microglobulina beta-2
Una proteína pequeña compuesta por muchos tipos de células.

perfil metabólico completo
Análisis de laboratorio de hasta 14 sustancias químicas en la sangre. También llamado perfil bioquímico completo.

pronóstico
La evolución y el resultado probables de una enfermedad.

quimioterapia
Medicamentos contra el cáncer que detienen el ciclo vital celular para que las células no se multipliquen.

secuenciación de nueva generación (SNG)
Análisis de laboratorio para detectar cambios anormales en el ADN.

síndrome de lisis tumoral
Afección médica causada por la muerte rápida de muchas células cancerosas.

síntomas B
Una serie de síntomas causados por algunos tipos de cáncer de los linfocitos B.

sistema de estadificación
Una escala para clasificar el pronóstico de la LLC.

sistema inmunitario
Defensa natural del cuerpo contra las infecciones y las enfermedades.

sistema linfático
Red de órganos y vasos que recolecta y transporta un líquido llamado linfa.

tomografía computarizada (TC)
Estudio que usa rayos x de varios ángulos para tomar una serie de imágenes del interior del cuerpo.

tomografía por emisión de positrones (TEP)
Estudio que utiliza material radioactivo para ver la forma y la función de partes del cuerpo.

transformación de Richter
El cambio de una leucemia de crecimiento lento a un linfoma de crecimiento rápido. También llamado síndrome de Richter.

trasplante de células hematopoyéticas
Un tratamiento contra el cáncer que reemplaza las células madre anormales con células sanas de un donante. También llamado trasplante de células madre o de médula ósea.

tratamiento complementario
Atención médica que incluye el alivio de los síntomas, pero no el tratamiento contra el cáncer. También se le llama cuidados paliativos.

tratamiento con linfocitos T-CAR
Un tipo de inmunoterapia que rediseña los linfocitos T de una persona para que puedan atacar las células cancerosas.

vaso linfático
Pequeña estructura en forma de tubo por la que circula un líquido llamado linfa.

Comparta su opinión con nosotros.

Complete nuestra encuesta y contribuya para que NCCN Guidelines for Patients sea mejor para todos.

NCCN.org/patients/comments

Colaboradores de NCCN

Esta guía para pacientes se basa en NCCN Clinical Practice Guidelines in Oncology (NCCN Guidelines®) para leucemia linfocítica crónica/linfoma linfocítico de células pequeñas, versión 1.2026. Fue adaptada, revisada y publicada con la colaboración de las siguientes personas:

Dorothy A. Shead,
máster en Ciencias
Directora ejecutiva de Operaciones de Información para Pacientes

Megan Hollasch
Redactor médico

Lisa Diehl
Diseñadora de Diseño de Producción

La redacción de NCCN Clinical Practice Guidelines in Oncology (NCCN Guidelines®) para leucemia linfocítica crónica/linfoma linfocítico de células pequeñas, versión 1.2026, estuvo a cargo de los siguientes miembros del panel de NCCN:

Dr. William G. Wierda,
doctor en Medicina/presidente
The University of Texas MD Anderson Cancer Center

Dra. Jennifer Brown,
doctora en Medicina/vicepresidenta
Dana-Farber/Brigham and Women's Cancer Center

Dr. Jeremy S. Abramson,
máster en Ciencias Médicas
Mass General Cancer Center

* Dr. Farrukh T. Awan
UT Southwestern Simmons Comprehensive Cancer Center

Dr. Greg Bociek, máster en Ciencias
Fred & Pamela Buffett Cancer Center

Dr. Daniel Boyer, doctor en Medicina
University of Michigan Rogel Cancer Center

* Dr. Matthew Cortese, máster en Salud Pública
Roswell Park Comprehensive Cancer Center

Dr. Larry Cripe
Indiana University Melvin and Bren Simon Comprehensive Cancer Center

Dr. Randall S. Davis
O'Neal Comprehensive Cancer Center, UAB

Dr. Herbert Eradat, máster en Ciencias
UCLA Jonsson Comprehensive Cancer Center

Dra. Naseem Esteghamat,
máster en Ciencias
UC Davis Comprehensive Cancer Center

* Dra. Lindsey Fitzgerald
Huntsman Cancer Institute, University of Utah

Dr. Christopher D. Fletcher
University of Wisconsin Carbone Cancer Center

Dr. Sameh Gaballa
Moffitt Cancer Center

Dr. Scott Huntington, máster en Salud Pública, máster en Ciencias
Yale Cancer Center/Smilow Cancer Hospital

Dr. Brad Kahl
Siteman Cancer Center at Barnes-Jewish Hospital and Washington University School of Medicine

Dra. Manali Kamdar
University of Colorado Cancer Center

Dr. Thomas J. Kipps, doctor en Medicina
UC San Diego Moores Cancer Center

Dra. Shuo Ma, doctora en Medicina
Robert H. Lurie Comprehensive Cancer Center of Northwestern University

Dr. Claudio A. Mosse,
doctor en Medicina
Vanderbilt-Ingram Cancer Center

Dra. Shazia Nakhoda
Fox Chase Cancer Center

Sameer Parikh, licenciado en Medicina y Cirugía
Mayo Clinic Comprehensive Cancer Center

Dr. Peter Riedell
The UChicago Medicine Comprehensive Cancer Center

* Andrew Schorr, máster en Ciencias
Defensora de pacientes

Dr. Stephen Schuster
Abramson Cancer Center, University of Pennsylvania

Dr. Madhav Seshadri
UCSF Helen Diller Family Comprehensive Cancer Center

Dr. Tait Shanafelt
Stanford Cancer Institute

Dra. Tanya Siddiqi
City of Hope National Medical Center

Dra. Andrea Sitlinger
Duke Cancer Institute

Dra. Meghan Thompson
Memorial Sloan Kettering Cancer Center

* Dra. Chaitra Ujjani
Fred Hutchinson Cancer Center

Dra. Nina Wagner-Johnston
Johns Hopkins Kimmel Cancer Center

Dra. Jennifer A. Woyach
The Ohio State University Comprehensive Cancer Center - James Cancer Hospital and Solove Research Institute

NCCN

Hema Sundar, doctora en Ciencias de la Salud
Gerente sénior de Contenido Clínico Global

Mary Dwyer, máster en Ciencias
Directora ejecutiva de Operaciones de Guías

* Revisaron esta guía para pacientes. Para divulgaciones, visite NCCN.org/disclosures.

Centros oncológicos de NCCN

Para obtener información de contacto, visite NCCN.org/cancercenters.

Abramson Cancer Center,
University of Pennsylvania
Filadelfia, Pensilvania

Case Comprehensive Cancer Center/
University Hospitals Seidman Cancer Center and
Cleveland Clinic Taussig Cancer Institute
Cleveland, Ohio

City of Hope National Medical Center
Duarte, California

Dana-Farber/Brigham and Women's Cancer Center |
Mass General Cancer Center
Boston, Massachusetts

Duke Cancer Institute
Durham, Carolina del Norte

Fox Chase Cancer Center
Filadelfia, Pensilvania

Fred & Pamela Buffett Cancer Center
Omaha, Nebraska

Fred Hutchinson Cancer Center
Seattle, Washington

Huntsman Cancer Institute, University of Utah
Salt Lake City, Utah

Indiana University Melvin and Bren Simon
Comprehensive Cancer Center
Indianápolis, Indiana

Johns Hopkins Kimmel Cancer Center
Baltimore, Maryland

Mayo Clinic Comprehensive Cancer Center
Phoenix/Scottsdale, Arizona
Jacksonville, Florida
Rochester, Minnesota

Memorial Sloan Kettering Cancer Center
Nueva York, Nueva York

Moffitt Cancer Center
Tampa, Florida

O'Neal Comprehensive Cancer Center, UAB
Birmingham, Alabama

Robert H. Lurie Comprehensive Cancer Center
of Northwestern University
Chicago, Illinois

Roswell Park Comprehensive Cancer Center
Búfalo, Nueva York

Siteman Cancer Center, Barnes-Jewish Hospital
and Washington University School of Medicine
San Luis, Misuri

St. Jude Children's Research Hospital/
The University of Tennessee Health Science Center
Memphis, Tennessee

Stanford Cancer Institute
Stanford, California

The Ohio State University Comprehensive Cancer Center
-
James Cancer Hospital and Solove Research Institute
Columbus, Ohio

The UChicago Medicine Comprehensive Cancer Center
Chicago, Illinois

The University of Texas MD Anderson Cancer Center
Houston, Texas

UC Davis Comprehensive Cancer Center
Sacramento, California

UC San Diego Moores Cancer Center
La Jolla, California

UCLA Jonsson Comprehensive Cancer Center
Los Ángeles, California

UCSF Helen Diller Family Comprehensive Cancer Center
San Francisco, California

University of Colorado Cancer Center
Aurora, Colorado

University of Michigan Rogel Cancer Center
Ann Arbor, Míchigan

University of Wisconsin Carbone Cancer Center
Madison, Wisconsin

UT Southwestern Simmons
Comprehensive Cancer Center
Dallas, Texas

Vanderbilt-Ingram Cancer Center
Nashville, Tennessee

Yale Cancer Center/Smilow Cancer Hospital
New Haven, Connecticut

Índice

Made in the USA
Monee, IL
05 November 2026

67987970R00038